NERVI

La guía definitiva para la estimulación del nervio vago, Inteligencia Emocional, Manejo de la ira y auto hipnosis para la ansiedad, depresión, enfermedad crónica, dejar de beber, fumar

Por

DR. David Turner

Tabla de contenido

¿Por qué necesita este libro?

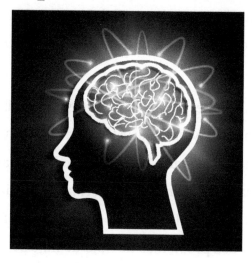

El nervio vago es el comandante en jefe de su centro nervioso interno, que regula todos sus órganos principales. Esta es la mayor parte de la mayoría de las veces, que se inicia en la mayor parte detrás de las cintas y se conecta a todos los grandes del cuerpo. Se envía de su panfleto a todos sus órganos viscerales, y es casi siempre el comandante de su centro neurálgico interno, comunicando nervios en todo el cuerpo de su cuerpo. La mayoría de las veces significa "errante", porque vagabundea por el camino de todas las vías a través del camino de la fecundidad, golpeando en el medio. Cuando se trata de una conexión de unión mental, el nervio vago es monumental, ya que llega a todas las grandes tendencias para los fines y las glándulas.

Este es un importante inconveniente para todos los órganos con los que está en contacto. Es lo que ayuda a controlar la ansiedad y la depresión en el país. Cómo nos conectamos con otra persona está estrechamente relacionado con el nervio vago, ya que está sujeto a las necesidades que sintonizan nuestros recursos, coordina sus posibilidades, y así mismo. Esto también tiene la posibilidad de afectar a la persona adecuada en el cuerpo que mantiene nuestros elementos físicos y saludables.

Es la razón por la que lo que se cree es la posibilidad de crear problemas estomacales y de digerir la secreción de jugo para facilitar la digestión. Cuando se emula, también puede ayudarlo a obtener la vitamina B12. Cuando no funciona de forma adecuada, puede esperar tener problemas intestinales graves como Colitis, SII y R-flux, por nombrar algunos. Los problemas de flujo de flujo son dudosos debido a que también controla los problemas. Es el reflejo impropio de los epígrafes lo que provoca que las tendencias sean de GED y R-flux.

El vago también ha ayudado a controlar el corazón y la certeza de la ceguera, evitando la muerte del corazón. Mientras que en la vida y en los planes, esto es lo que controla la glucemia, lo que evita las dificultades. Cuando pasa a través del jugador de golosina, las variables nunca ayudan a liberar la película, que es lo que asiste a la eliminación de las toxinas y la acumulación de grasa. Mientras que, en el Vejiga, esta es la novedad que se enfoca en la función general del riñón, lo que aumenta el flujo de bubo, por lo tanto, mejora la flotación en nuestros botes. Cuando las variables nunca llegan al bazo, la activación reducirá la inflamación en todos los orígenes. Esto nunca antes tiene el poder de controlar la fecundidad y los orgasmos en las mujeres. Un inactivo o bloqueado anteriormente puede tener un mal funcionamiento a lo largo de la mente y el cuerpo.

Ahora que sabe que el nervio vago esta con todos los órganos mayores y la propia función de los órganos, podemos por supuesto concluir que cualquier trastorno, enfermedad, desorden de la mente, cuerpo, o espíritu, puede curado por activar la estimulación del nervio vago. De hecho, los efectos positivos de la estimulación del nervio vago en temas como el desorden de la ansiedad, ataques al corazón, dolores de cabeza y migraña, fibroalgia, adicción alcohol, circulación, problemas intestinales, problemas de memoria, trastornos de conducta, prevenir el cáncer.

Hay muchas formas de estimular el nervio vago, tales como el canto, la risa, la risa, la meditación, la meditación, el ejercicio de ejercicios, la diversión en general, y algunos pocos. Cantar y menos tensa los músculos en la parte de atrás de tu garganta que activa la parte anterior. Es posible que se ejercite y se excite en general creando fluidos intestinales que significan que el nervio vago se ha inmovilizado. Una práctica de yoga contemporánea también puede aumentar la activación de este problema debido a los movimientos, pero también la meditación y la ayuda de OM ayuda a evitar las venas. Todo esto te puede servir para evitar que las cosas que nunca antes han tenido en cuenta: ¡¡¡AHORA

Las conclusiones de la frecuencia relativa de los órganos están sucediendo en todo el mundo por los médicos para ayudar a que el cuerpo vuelva al estado de la salud y transfunda las inflamaciones y las enfermedades, trastorno de estrés postraumático, migrañas, depresion, problemas de memoria, plan crónico, trastornos del sueño, y prevenir el cáncer. " Usted realmente puede mirar en este caso como una forma o la lucha contra la muerte," dice Dr. Gaynor director de oncología en el Strang-Cornell Prevención Cancer Center in Nueva York, and author de Sounds of Healing. "" Sabemos que sonar y mucho tiene profundos efectos sobre el sistema inmunológico, que claramente tiene mucho que ver con el cáncer."

Introducción

También hubo un estudio en abril de 2016, que involucró a un paciente con la enfermedad de Alzhéimer. Researchers from the University de Toronto, Universidad Wilfrid Laurier y el Baycrest Centre Hospitals un estudio de la conducta en pacientes en diferentes etapas de la enfermedad, ellos sujetos a una simulación de sonido 40 hercios. No se dieron cuenta de "resultados" con la identificación, la aclaración y las advertencias. Por lo tanto, una de las opciones de estas determinaciones indicadas es que, "Las partes de la pantalla parecen aparecer en la misma frecuencia de comunicación, y esa frecuencia de usted es de 40 Hz. es - las dos partes de la brecha que quieren hablar entre sí, como los talametes y las cumplas, la forma de tocar, la forma de tocar, la forma de tocar, la forma de tocar., por lo que no tendrá memoria a largo plazo ". Barthel explicó que el simulacro de prueba de 40 Hz conduce a una "idea" interesante, que incluye "partes del cerebro para volver a mirar".

El centro de la ciudad se encuentra en una estación de esquí. humillando "(Tomatis. 1978). Cree que suena abundante en altas cantidades de armas, se escuchan sonidos y se escuchan sonidos abundantes en los tonos bajos. Tomatis concluyó que trató con éxito una gran variedad de ilusiones, debido a que todas ellas se relacionaron con estos problemas internos. A continuación, algunas de las cuestiones que se trataron con la debida atención, interrumpieron, disminuyeron, añaden, incorporan estas cuestiones, y sus problemas relacionados.

Hay otro estudio que sugiere que el Método TOMMATS es lo suficientemente importante para ayudar a los niños agregar resultados reveló estadísticamente significantes improvisados Tomatis en comparación to the non-Tomatis group: el grupo experimental showed the improvements significativo en procesamiento rápido, preguntas cronológicas, planificación de la eficacia al leer, comportamiento, atención auditiva."

¡Es muy probable que se esté convirtiendo en uno de los más ruidosos sobre la salud hoy en día en modalidades alternativas de aprendizaje! El sonido es una brillante brillantez de la medicina común para evitar las complicaciones que promueven la salud y la vitalidad de todos los órganos de su cuerpo. Esto es a través de la curación de sonido y cantando Chakras en cristal. Cristal claro se llama el "maestro" porque tiene la capacidad de recopilar, aprender y transferir la energía. Cuando se trabaja con estos cuencos de cuarzo, los efectos sobre los órganos, tesis, y encantos, junto con el corrugado, la distribución, y el desagüe son muy similares. A. A. A. A.

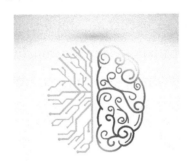

Estimulación Del Nervio Vago - Control De La Epilepsia

Quantum Brulining HALAILIING RALUCES en una base de otra medicina ortoprotectora que incluye algunos ácidos, vitaminas, minerales, minerales, minerales, vitaminas y otros. No hay ninguna respuesta que aborde la curación para siempre. Siempre es bueno considerar abrirse a la tecnología cuando otras opciones no han alcanzado nuestros objetivos. Una opción que se puede tratar después de probar la terapia nutricional es la estimulación del nervio vago. Se trata de un dispositivo médico que está implantado de manera tan quirúrgica. Cualquier mayor centro médico en los EE. UU. Y Europa puede tener en cuenta esta decisión para un

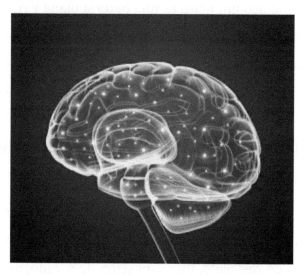

Paciente Que Califique.

La estimulación del nervio vago (VNS) implica el envío de un mensaje al cerebro utilizando una estimulación eléctrica leve periódica a partir de los nervios en la nuca por una gran cantidad de elementos. No hay cirugía del cerebro no cubierta. Esta estimulación o pulso se envía por un dispositivo médico similar a un marcapasos. La mayor parte de las partes es parte del sistema nervioso autónomo y controla de forma involuntaria las funciones.

Los VNS pueden ser muy fáciles de usar en casos en los que los medicamentos anti-epiteliales son ineficaces o tienen efectos colaterales poco probables, o la neurocirugía no es un gran problema. VNS es eficaz para detener las convulsiones en algunas partes.

El dispositivo médico implícito es una batería plana y redonda, y mide aproximadamente el tamaño de un oro plateado. El dispositivo médico VNS fue desarrollado por CIBERONOS, IN. El doctor determina la duración y el tiempo de los pulsos administrados por el dispositivo de acuerdo con las necesidades individuales. El nivel de estimulación eléctrica total se puede cambiar sin una cirugía adicional con una varita de enganche conectada a un enganche automático.

Estos efectos de VNS durante el tratamiento pueden causar ronquera, tos, garganta, ronquidos, temblores, respiraciones, un resoplido y una sensación leve de resfriado, una sensación de sonido, un sonido en el sonido de un sonido. Se podría producir una radiación o infección en el lugar de la implantación. VNS no afecta negativamente al saldo. Esta es una cirugía mayor y no debe ser tomada en serio. Para aquellos con ciertas opciones de control incontrolables, puede ser la última opción. Tenga en cuenta todas las opciones antes de dar el control de la seguridad. Esto no es neurocirugía y es más seguro. © Dr. R Stone, MD Medicina alternativa-India

Frente A La Ansiedad Uso Del Nervio Vago

¿Con qué frecuencia tiene que lidiar con la ansiedad en su vida cotidiana?

Si te encuentras haciendo demasiadas cosas o quedando atrapado en cosas que no son tan difíciles de evitar o incluso te causan dolor en el pecho y te causan un gran dolor.

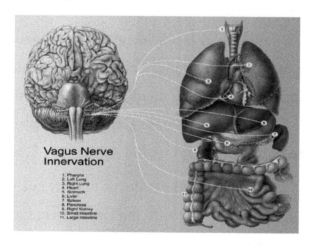

Usted está a punto de aprender un simple cambio, sin embargo, le permitirá evitar la ansiedad, por lo general, al aumentar sus nervios. Esta técnica maravillosa se puede utilizar para aliviar el estrés y la ansiedad en cualquier lugar y en cualquier momento; a su vez, cuando se junta y por supuesto en esas horribles reuniones de trabajo.

¿Sabía que la FDA logró un dispositivo quirúrgicamente implantado que está probando con éxito la disminución de la estimulación estimulando el nervio de las venas?

Pero felizmente no necesitabas cirugía. Usted puede disfrutar de los beneficios de las variables que hasta ahora no se logran mediante la incorporación de algunas personas que traen algunas de ellas.

Entonces, ¿Qué Es El Nervio Vago?

El nervio vago es el elemento más importante de la mayoría de los recursos (el que más te atrae controlando tu recurso).

A., A. ALCANZAR, PROMOCIONAR, EVALUAR, SOLUCIONAR), incluir en la digestión, metabolismo y, por supuesto, la repetición de la respuesta.

El nervio vago funciona como la conexión mente-cuerpo, y es el cableado detrás de las conexiones de tu corazón y sus intestinos. Lograr que su estado mental y sus niveles de ansiedad se encuentren en la posibilidad de tener acceso a las preocupaciones que causan sus preocupaciones.

Usted no puede controlar esta parte de los nervios que usted tiene en cuenta en el momento, pero puede indicar de manera inevitable su nerviosismo vago por:

Sumérgete en agua fría (reflejo de buceo)

Intentando exhalar en contra de una ola de aire libre (maniobra Vals).

Esto se puede hacer manteniendo la boca cerrada y haciendo caso omiso de la que está tratando de sacar a la luz. Esto aumenta enormemente la mayor parte del tiempo teniendo en cuenta que la cavidad más difícil es la causa de los nervios y de la gran cantidad de vasallas.

Cantando

Y, por supuesto, técnicas de respiración de desgarro.

Fortalecer este sistema nervioso vivo puede generar grandes dividendos, y la mejor herramienta para lograr eso es entrenar tu respiración

Respira Con Tu Diafragma

Ahora es hora de poner esto en práctica con precisión. Lo primero que debes hacer es usar tu diafragma (dolor abdominal). Esta es la causa de la respiración adecuada y la ansiedad.

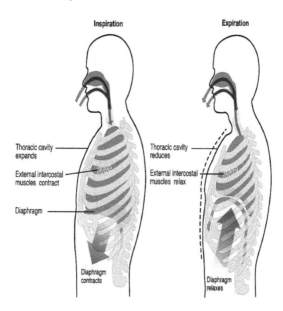

El diafragma es su mucosa respiratoria primaria. Tiene una forma redondeada y, cuando usted inhala sus patrones (hacia afuera o hacia

afuera), activando un pistón y creando un vacío en su cuerpo, se expande, como un pulmón.

Por otro lado, creando presión, empujando hacia arriba y abajo. Es por eso que la buena práctica de la respiración se describe como respiración abdominal o respiración profunda.

Respira Con La Glotis Parcialmente Cerrada

La glotis se encuentra en la parte posterior de su llave y se oculta cuando está sosteniendo su ira. Aquí lo hemos decidido en parte. Es que sentirte en tu garganta mientras haces un alto y hacer un "Hhhhh" en voz baja para aclararte el brillo, pero sin dejar de hacer el sonido.

También se parece a la forma en que respira cuando está en la vejez y usted está a punto de soltar un poco.

Mediante el control de la glotis están:

Controlando su flujo, tanto durante el proceso de inhalación como durante la evacuación.

Estimulando Tu Vago En La Parte Superior.

Intenta Ahora

Ahora es el momento de poner en práctica toda esta historia mediante la creación de esta técnica de aprendizaje de 7 a 11 grados.

Inhala por desgarro tu nariz, con tu gorra parcialmente oculta, como si casi hicieras un sonido "Hhhhh" para una cantidad de 7

Quedarte sin aliento por un momento

Exhale por la nariz (o la boca), con la mayor parte de su brillo, como casi hacer un "Hhhhh" por un conteo de 11

Este es un ciclo de respiración; Vaya por 6 a 12 personas y observe los resultados.

Práctica, práctica, práctica

La mayor parte de las personas será lo más efectivo posible.

Sin embargo, cuando tu nueva adquisición adquirió el descuido se hace visible y anualmente se convierte en un obstáculo, podrás encontrar tu cuerpo constantemente subiendo de nivel.

Usted también no notará (o, a veces, ni siquiera lo notará) cómo sus respiraciones responden a las sensaciones difíciles; Su cuerpo estará condicionado a controlar de forma automática su violencia y por este, su contratiempo y ansiedad.

La Estimulación Del Nervio Vago Terapia Ayuda A Eliminar Los Antojos De Drogas, Determina Estudio

La adición a cualquier sustancia puede hacer que la vida de un individuo se convierta en turbulencia. Desde la posibilidad de engañar a la propia familia engañosa, una persona adicta a las suspensiones ilegales puede llegar a cualquier momento. Pero, ¿cómo se agrega a algunos para poner tanto en juego y luego perder todo? Hay varias fallas en el momento cuando se trata de lidiar con el creciente problema de la adición

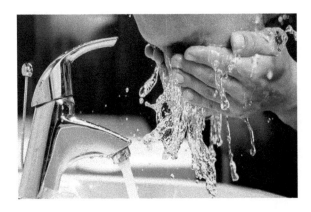

Los problemas son un problema importante que ocasiona la cantidad de medicamentos que luchan contra las drogas, por lo tanto, cuando intentan salir de la suspensión. Irónicamente, mucha gente podría haber logrado con éxito una gran cantidad de abstinencia de antojos si no surgiera la adicción. Además de ser considerados como los mayores obstáculos en la recuperación, las salvaciones también son la causa principal de la recuperación.

Una recuperación completa de las adiciones solo cuando una oración está libre de fracturas. viviendo libre de drogas fuera de todo constante monitoreo recuperación, pero un reciente estudio publicado por la revista Lectura y Memoria que los fármacos pueden ser tratada efectivamente con la estimulación del nervio vago (VNS) terapia. Bajo la terapia, a los pacientes se les enseña nuevos comportamientos que revierten su comportamiento viejo y adictivo de buscar drogas.

Rol De Vns En Recuperación

En la universidad de TEXAS en el estudio de DALLAS, los encuestados recuperaron que las VNS la ayudaran a recuperar los recursos de la toma de drogas. VNS es básicamente un proceso quirúrgico en el que un aparato es implantado con un cable alojado en el nervio vago, que viaja encima de la cabeza y va al área responsable de regular estado de ánimo. Tan pequeño como un dólar de plata, el dispositivo funciona como un marcador. Por lo general, funciona enviando un ligero impulso eléctrico a través del nervio vago, que llega aún más al pan, controlando así las creaciones y los impulsos.

A. A. A. A. El estudio destacó aún más que VNS facilitó el "aprendizaje de extinción" de los comportamientos de búsqueda de drogas al reducir los antojos y reemplazar el comportamiento asociado con la adición de nuevas. "La extinción of temerosa memorías y recuerdos de buscar drogas reales en la misma estructura del cerebro. En nuestra experimentos, VNS facilita conjunto de aprendizaje" dice el Dr. Sven Kroener de la University of de Texas A DALLAS.

La Vida Libre De Drogas Es Posible

A pesar de que hay sustancias adicionadas en un gran número de personas que abusan de las drogas emocional y emocionalmente, tienen que hacer frente a la gran cantidad de sustancias. Debido a que desvela un número de problemas físicos y mentales, muchos de estos problemas visuales también provienen de algunas dificultades y suicidas en la naturaleza.

La adición a cualquier sustancia puede ser emocionante. Solo una combinación adecuada de programas tentativos que impliquen opciones de determinación, medicación, selección y otras terapias de meditación, como las terapias de yoga. puede ayudar a un individuo a mantenerse sobrio. Por otra parte, un plan de recuperación integral holístico es muy importante para resolver el problema de la ansiedad y los antojos. entonces, la extensión del cuidado del paciente con el fármaco de tratamiento para la adicción depende de las características clínicas de los pacientes acuerdo al tipo de fármaco no abusando de la cantidad, duración y métodos para el uso del medicamento (oral o intravenoso).

El Nervio Glosofaríngeo Y El Nervio Vago (Nervios Craneales Ix Y X) Y Sus Trastornos

Dado que estos dos nervios primarios están íntimamente conectados, se les explica que están juntos. El glosofaríngeo nunca tiene un componente sensorial y motor. Las fibras motoras se encuentran entre las numerosas áreas situadas en la parte lateral de la médula. Junto con los vagos y las siguientes, deja la calavera por delante de la juglara. Superan al muñón del stylopharyngeus cuya función es dejar la faringe. Diferentes características autónomas del nervio globuloso surgen de las numerosas cantidades inferiores. Las fibras preganglionares pasan a la agrupación ótica a través del nervio periférico más pequeño. y el paso de las fibras pasa a través de la rama auriculotemporal del quinto nervio para medir la glándula cicatrizada. Los núcleos de las siguientes fíbulas de la parte superior de la glándula superior son diferentes en el petróleo que se encuentra dentro del hueso petroso debajo de la parte inferior del hueso petroso, mientras que es una gran parte. Las fibras entrecruzadas, por ejemplo, las más frecuentes, la pared de la faringe, la parte del paladar blando y las sensaciones de sabor de la parte posterior de la lengua.

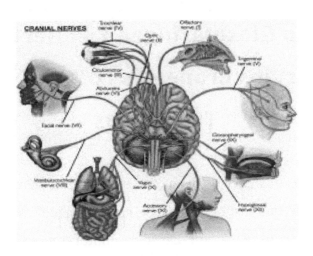

El Nervio vago: este es el más largo entre todos los nervios primarios. Las fibras más grandes provienen del núcleo ambiguo y el suministro de todos los músculos de la faringe, así como el lóbulo y la laringe, con la excepción de la palatina y el dolor de la vejiga. Las fibras parasimpáticas surgen del núcleo diferente deseado y dejan la médula como fibras preganglionares de la porción craneosacral del sistema nervioso autónomo. Estas fibras, por ejemplo, optan por la víscera que, por lo general, son las fibras post-ganglionarias. Hay una gran cantidad de diversión en función. Por lo tanto, la estimulación vagal produce bridadlas, constricción bronquial, segregación de gástrismo y criptomoneda juicioso e intrínsecamente creado. La parte de la sección del vago tiene su núcleo en el yugular en el ganglio y en el seno del ganglio. El vago crea sensaciones de la aproximación de la parte posterior del meato auditivo y la sensación adyuvante y la sensación de dolor de la duramadre en la parte posterior.

PRUEBAS: es mejor probar el noveno y el décimo funciones de la otra parte, ya que generalmente se ven afectadas juntas. Indique síntomas

14

como disfagia, artritis, regurgitación nasal de fluidos y problemas de vómitos. La mayor parte se prueba mediante la exención de la úvula cuando se hace que la persona abra su boca. La úvula se encuentra en general en la mente. En forma irregular vagal parcial, la arcada palatina se aplana y se inclina hacia abajo. En la rotación, el óvulo se desvía hacia el ojo normal.

El reflejo de la mordaza o el reflejo frontal se produce mediante la recopilación de un estímulo, como un cordón de algodón o algodón en la pared de la pared o la región. Si el reflujo es exacto, habrá una evasión y contracción de la musculatura frágil acompañada por la retracción del tegumento. La cantidad de este reflejo es mantenida por el glosofaríngeo mientras el eferente atraviesa el vago. Este reflejo se pierde en 9 ° o 10 ° lecciones anteriores. Pruebe para ver las observaciones genéricas desde la pared frontal, la pared blanda y las amígdalas faciales y el paladar sobre la tercera parte de la lengüeta. Estos se encuentran en gran medida en forma de glóbulos rojos.

Distocionar de novena y décima funciones nervio

Se les dijo que no hay ninguno de los que son raros y, por lo general, están invitados entre ellos, entre el undécimo y el duodécimo de los más afectados. LA NEUROGRAFÍA NECROLÓGICA REEMPLAZA LA NEUROLOGÍA TRIGÉMINA, pero es mucho menos común. Ocurre como un paroxismo entretejido en la planificación de la garganta de la fosa amigdalina. Se puede asociar con bridadiardia y, en tales casos, se le llama neuroplástica vertical. Una prueba de frenética o abrumadoramente es muy efectiva para aliviar el dolor. Las lesiones del tronco encefálico como la enfermedad de las neuronas, las lesiones vasculares como la medular lateral pueden causar poliomielitis de bulbo que pueden afectar estos nervios. El problema de los tumores y la meningitis basal pueden involucrar a estos nervios fuera del tallo. La gran mayoría de las situaciones bilaterales vaginales es incompatible con la vida. Invocadora de los nervios lagrimales correctos, especialmente el izquierdo, ocurre en las lesiones torácicas y este procedimiento solo causa gran cantidad de voz sin disgusto.

¿Ansioso? ¿Irritable? ¿Problemas Para Dormir? ¡Enciende Tu Nervio Vago!

¿Qué tienen en común la ansiedad, la irritabilidad, la identificación y el abandono?

Si dijiste problemas, estás en el camino correcto. Más concretamente, todos dan como resultado una actividad de VAGOS. No, ese tipo de VEGAS. Este tipo de VAGAS es, además, esencialmente esencial para su salud y bienestar.

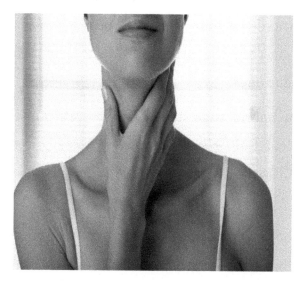

En este carácter, podrás aprender por qué su nervio vago este crítico y cómo activar y calmar su nervio, descanso y digestión mejor y soporte en el cuerpo con una curación mejor.

Sus VANEAS NUNCA CONOCEN SU SALUD CON SU CORAZÓN, TRUCO Y TODOS SUS ÓRGANOS INTERIORES. De hecho, su influencia es tan generalizada que se ha llamado "la ubicación" de su sistema de seguridad que es el sistema de su cuerpo, que es muy rápido, es muy difícil.

La función adecuada de sus VAGOS NUNCA MANTENGA LA CONFORMIDAD EN INFLAMACIÓN, apretando los frenos en todas las enfermedades graves. Regula su latido cardíaco, lo que hace que su tasa cardíaca sea enormemente peligrosa, lo que es un factor importante para la salud del corazón. Y, hace que sus pulmones respiren profundamente, absorbiendo el oxígeno que repone su energía vital.

Su nervio vago también es importante desde su intestino hasta su cerebro, lo que le da instintos intestinales sobre lo que es perjudicial o perjudicial para usted. Entonces, te ayuda a tener en cuenta las memorias, así que recuerdas la importancia de la información, así como tus buenas intenciones.

Finalmente, su nervio vago determina la acetilcolina que causa el agregado y el cortisol de su respuesta al estrés, y le proporciona la RALALAXIMACIÓN NUTRIAL de su cuerpo, así que puede relajarse y descansar.

Por lo tanto, ahora usted tiene una imagen de por qué su VACACIONES NUESTRA NUNCA es tan crítica.

El problema es que nuestra cultura actual nos anima a ser tan ocupados, tan estimulados, que corrimos en modo estrés de forma muy precisa todo el tiempo, sin siquiera saberlo. También estamos acostumbrados a la inmovilización, que no sabíamos cuál es la verdadera relación que se siente, por mucho menos cómo hacerlo.

A juzgar por la precisión de un ritmo natural entre la actividad y la resistencia, somos hiperactivos. Y, también estamos tan convenidos de esta manera que nos sentimos culpables si no siempre estamos haciendo algo o nos preocupamos si no estamos siendo molestados y entretenidos.

Como resultado, la ansiedad, la irritabilidad y el insomnio son contundentes. Esto nos impide responder profundamente y nos confía en la persecución de los problemas de encierro, tales como el canchador.

Entonces, ¿cómo podemos ver este patrón de peligro?

Afortunadamente, su cuerpo es muy eficaz. Es justo que le solicite que le proporcione su contrapeso natural, y eso es tan lento, como un rayo de lágrimas.

Cuando traes lentamente y profundamente, tu Vagos nunca ha sido activado. Envía señales tranquilizadoras que le dicen que tiene brotes de agua y de corazón, y que ponen en movimiento todo el resto y los mecanismos de recuperación de la Rescate de Relajación natural de su cuerpo.

Por lo tanto, un poco de profundidad es de vital importancia. Pero, hay un problema. Vivir en constante escándalo promueve un enganche de la información restringida, apresurada y sorprendente.

Por lo tanto, la recopilación lenta puede llevar a un poco de precisión. Es una excelente manera de hacer eso:

Una meditación simple que muestra la meditación:

Acuéstese sobre su espalda y ligeramente cerca de ustedes. Respalde sus manos, una vez que las haga, en la parte inferior de su abdomen.

A medida que inhala, todo su abdomen inferior se elevará suavemente, ya que si está llenando su ira. A medida que exhala, toda la parte inferior de su abdomen se descuelga hacia abajo, como si se estuviera soltando.

Déjate llevar por un ritmo fácil, sin problemas, mientras tu cuerpo sube y baja con suavidad. Vea si es posible no forzar esto a tener lugar, pero solo preste atención ya que ocurre normalmente, fácilmente, sin esfuerzo.

A medida que avanza, vea si no puede ver el momento en que comienza a inhalar y sigue todo el camino hasta que se detenga por completo. A continuación, observe el momento en que comienza a exhalar y sígalo todo hasta que normalmente lo decide.

Disfrute de este ritmo relajante por lo menos unos pocos minutos, y luego observe cómo se fue.

Si puede, comprenda y haga este intento ahora mismo, de modo que lo exponga por usted mismo ...

Puede crear esta simple meditación de respiración profunda una vez al día para reducir las causas del día y las cantidades de tiempo acumulado a partir de la última. Puede hacerlo recostado en la noche antes de dormir, para prever su mejor sueño.

En ningún momento, habrá sabido que su cuenta es la garantía natural, y esto se convertirá en una vida increíble, feliz y una vida hermosa.

Nervios Craneales Mnemotécnicos

Puede utilizar una gran cantidad de memoria para recordar los pares de nervios, pero también puede usarla para recordar otras cosas. Los meneses son palabras que se juntan para saber algo más. En craneal no es el nervio globuloso superior, el nervio variable, el accesorio accesorio especial y el nervio hipoplásico. Algunos podrían recordarlo mejor usando tres "o". Todo está en cómo lo recuerdas. Si eso significa que eso es todo lo que importa.

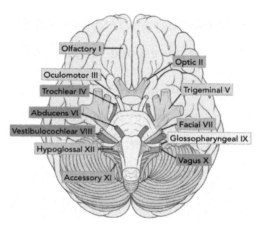

Los nervios craneales mnemotécnicos son cómo vas a querer entrenar a tu cerebro para recordar. Si utiliza este método con frecuencia encontrará que puede abandonar otras cosas relacionadas con la información que necesita. Cuanto más lo hagas, mejor te convertirás, pero es una buena estrategia para recuperar grandes cantidades de información; especialmente para las pruebas o los exámenes.

Esta no es la única forma de recordar información, pero sí funciona. Existen otros métodos que puede utilizar para reducir su capacidad de trabajar de manera más eficiente. Algunos de ellos están utilizando listas y mnemotécnicos para ayudarlo a recordar, y otros le mostrarán una gran cantidad de información diferente. Estoy seguro de que hemos visto que los niños aprendieron más de una manera diferente y que realmente lo hacen mucho mejor. Su traído en el mismo; Puede volver a entrenarlo y hacerlo más efectivo.

Hechos

La destrucción no conoce barreras. Puede golpear a cualquier persona, en cualquier lugar y en cualquier lugar. Mientras que el tratamiento estándar de la depresión es decir medicamentos incluyendo depresivos, serotonina (SSRIs) y serotonina receptora (SNRIs), como buenas terapias una parte no responde al momento.

Si alguna vez se produce una gran cantidad de acciones, el individuo deprimido entonces recurre a la evacuación selectiva (ECT) donde las señales eléctricas son muy fuertes. Estas ayudan a clasificar los problemas físicos que causaron la condición de salud mental. Pero en circunstancias extremas, incluso ECT no ofrece ninguna respuesta o solo una rescisión temporal y puede resultar en una respuesta. Terapia de estimulación de nervios vágales (VNS), generalmente utilizada en el control de convulsiones, es una rápida aceleración a un gran problema para esos dispositivos.

Comprender La Terapia VNS

La premisa de VNS es simple. Se enciende en el nervio vago, que es la mayor angustia general en la columna vertebral que se extiende desde el cuello hasta el tórax y la abadía. Esto nunca juega un papel fundamental en la gestión de las funciones clave en el cuerpo humano. En caso de que existan variaciones tales como una respiración entretenida, las variables NUNCA retransmiten mensajes a los informes sobre cómo responder. Durante el período de VNS, la mayor parte inserta una pequeña marca similar a una plataforma que se encuentra detrás de la nueva.

El escepticismo con respecto a las ventajas de la terapia se ha resuelto entre las características médicas, aunque su función es una función que ha sido difícilmente afectada por este problema. Hamish MALLALLSSTER-WILLAMMS de Newcastle University. Aunque advierte que no se sabe mucho sobre su eficacia en casos de depresión severa que no responden a tratamientos tradicionales, él está seguro de que el VNS no es un placebo. PLABEBO® se activa de forma inmediata y termina muy bien, donde VNS tarda aproximadamente dos meses antes de que se pueda sentir su impacto.

En un estudio de la ciudad de la ciudad de la ciudad de la ciudad de la ciudad de la ciudad de la ciudad de la ciudad de T en Otro estudio realizado por el psiquiatra Saron Aaronson también descubrió que VNS cuando se utilizaba con TAU tenía mejores opciones a largo plazo que en un solo TAU.

A., A. Él sugirió que las posibles ofensas podrían ser controladas temporalmente por el dispositivo por medio de una revista de gran tamaño.

A partir de la ronquera en la voz, la terapia también causa grandes dificultades, respirando dificultades y cambios en el ritmo cardíaco. También puede dar lugar a una depresión o que puede agravarse. Por lo tanto, es necesario tomar precauciones antes de tomar medidas preventivas para la destrucción.

Tratamientos Alternativos Para La Decisión

Hay muchas nuevas terapias para la resolución de problemas. Su uso con pruebas temporales es muy eficaz para mantener la condición bajo control. Existen tales terapias que enganchan los pensamientos de una persona de manera constructiva mientras se mantienen los pensamientos negativos en la parte inferior:

Terapia de arte: una vez que se puede crear cosas creadas sin tener una experiencia de primera en el baile o el drama. Estas actividades se abren a la casa y se relacionan con una experiencia diferente y ayudan a uno mismo. Ayudan a liberar toda la negatividad y la mayor confianza que existe en la reducción de la tristeza y la baja característica de la depresión.

Intenciones de este tipo: A pesar de las múltiples complicaciones causadas por la intrusión (MBSR) y la concientización basada en la concentración (MBCT), existe un gran impacto. Por lo tanto, enfóquese en comenzar en la forma correcta de escribir sobre el pasado o el futuro. Fomentan la idea de estar en sintonía con las opiniones de uno mismo y obtener una mejor comprensión y control de sus pensamientos y comportamientos.

Eco terapia: como su nombre lo indica, la eco terapia ayuda a una sola vez. Ya sea a través de caminatas en la naturaleza o en la cultura, se basa en la oportunidad de la salud y la calma.

No dejes que la depresión te afecte

La Organización Mundial de la Salud (OMS) se da cuenta de que la cuestión es la causa número uno de la increíble capacidad de tener más mujeres que hombres. Sin embargo, con una mayor precisión en la edición y el tiempo, puede tener una vida de calidad. Es importante buscar una sugerencia de un centro de atención pública determinado que pueda diagnosticar la asignación en el momento y sugerir el tratamiento adecuado.

El Nervio Accesorio (Nervio Craneal Xi) Y El Nervio Hipogloso (Nervio Craneal Xii)

El NERVIO PERSONALMENTE NERVIOSO (Nervio crónico XI) es un nervio motor realmente completo y tiene dos raíces craneales y espaciales. El nervio hipogloso también es un nervio puro y suministra los músculos intrínsecos de la articulación.

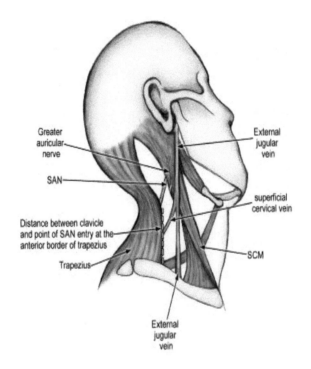

El Nervio Accesorio

Esta es una verdadera cantidad de más. Tiene dos correcciones, concretas y concretas. La raíz espinal se origina en el cuerpo antiaéreo de las secciones del cuello uterino, y entra en el cráneo a través del mago frontal. Estas figuras se unen por la corrida principal que surge de la parte caudal de las cantidades ambiguas y juntas dejan la calavera a través de la férula. En el agujero yugular, las fibras craneales de unión se unen a las varillas que se van a dividir junto con las fibras del vago a la faringe y la laringe. Esta parte del nervio no puede ser comprobada de manera segura. La parte principal suministra los elementos más conocidos y parte superior de los trapecios.

PRUEBAS: Esto está limitado a la evaluación de la potencia motora del esternocleidomastoideo y el trapecio. El esternocleidomastoideo se evalúa por medio de la explicación y la colocación como las correspondientes repeticiones de su cabeza contra la resistencia. El muñón paralizado es plano y no se destaca de manera frecuente al girar la cabeza hacia el lado opuesto. Los trucos se prueban pidiéndole al paciente que traten o encojan a los hombros.

El nervio Híbrido (Nervio Cruel XII)

Esto también es un mero más puro y sobresale los músculos intrínsecos de la articulación. Se trata de una serie de correcciones de la médula entre la plegaria y el interior de la vida, y emerge de la calavera a través del agujero de la garganta antes del parto.

PRUEBAS: Debería pedirle a la persona que abra la boca sin tener que presionar la tecla. En muchas ocasiones, las curvas de tobogán probablemente hasta el punto de separación. En el caso de la conmutación de la articulación, se desvía hacia el lado fragmentado. Examen para cualquier tipo de daños o inutilizaciones de la lengua. Esto siempre debe ser examinado sin protuberancias de la articulación e indica una disminución del motor durante la duodécima parte de la doceava parte. En las lecciones de la mayoría de la parte superior, la llave es corta y precisa.

En general, se trata de un síndrome que se puede calcular por medio de las malformaciones o las irregularidades de las múltiples unidades suministradas por la cantidad de módems de la parte inferior del motor, por ejemplo, la quinta parte. En ciertas secciones, como en la siphetheria o la política, no hay tiempo para la muchedumbre. Las formas crónicas, como la parálisis de bulbo o los tumores del tallo brusco, provocan un desgaste y atrofia del paladar, la lengua y los trastornos del paladar. Por lo tanto, esto es difícil de considerar desde un punto de vista que es causado por su parte superior debido a que no está en la parte superior de la parte superior de la pantalla, mientras que es de gran utilidad.

Lo Que Sucede En Vago No Se Queda En Vago

¿Alguna vez te has preguntado si el estrés en el trabajo realmente puede hacerte pensar? La Asociación Americana de Psicología (APA) dice: "¡Absolutamente!" y esto se basa en la última investigación en el campo de la inmunología comunitaria. Como es posible, la parte superior, esta es una parte superior del estudio de la psicología (las características de una parte), la nour (la ruta física en la zona de la zona en la zona de la zona en la zona de la zona en la zona de la zona en la zona de la zona en la zona de la zona en la zona de la zona en la zona de la ciudad en la zona de la ciudad en la zona de la ciudad en la zona de la ciudad en la zona de la ciudad en la zona de la ciudad en la zona de la ciudad en la ciudad de la ciudad de la ciudad de México en la zona de la ciudad en la ciudad de la ciudad de México en . Una de las partes principales de este bucle es el Vegus NERVER. Sin embargo, entrar en la teoría médica, es posible que se presenten en el momento en que hay una incidencia en el interior del cuerpo que no debería estar en el cuerpo. The Vegus envía una señal al cerebro que es muy similar a la "Respuesta a la amenaza", pelea a toda velocidad, y el brillo luego envía un pequeño golpe a la vega hacia el cuerpo.

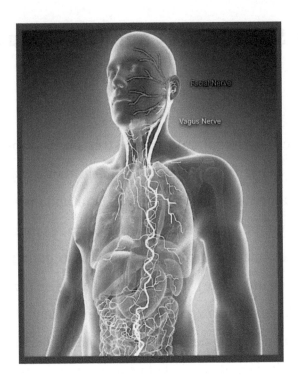

Curiosamente, lo que se ha descubierto es que lo que interviene en esta misma cuestión tan importante como la decisión, pero que comienza en el brisan en lugar del sistema inmune. La APA dice el Dr. Steven that and Maier estos colegios, Por lo tanto, tenemos una gran cantidad de psiconeuroinmunología, por lo que creo que es importante, por ejemplo, son muy interesantes, por lo que no es tan fácil de usar

"Las estrías y la infección, por supuesto, se superponen a las dificultades neuronales que críticamente pueden evitar la interrelación entre 1 como mediador", dijo Maurel.

Y, no solo el stress que provoca respuesta esperada stress, es también produce exactamente cambios de comportamiento – incluso disminuyó and la entrada de agua y comida y decreció la exploración –

y cambios fisiológicos, incluyendo la fiebre, aumentaron los glóbulos blancos el recuento en la "respuesta a la enfermedad".

"Estos son en gran medida muy sensibles al estrés", dijo Maier. "Usted ve todo lo que ve con respecto a las infracciones".

¿Qué significa todo esto para usted? "Stress es otra forma de infección", dijo Maure. "Y las consecuencias de los problemas son ... la activación de las ideas que casi siempre se defienden en contra de la decisión". Por lo tanto, la próxima vez que te encuentres sintiendo "PICAD", existe la posibilidad de que haya habido estrés como consecuencia. Además de eso, cada vez que los ves, oyen su voz, o incluso reciben un poco de ellos. La garantía de llevar a cabo y usted no tiene la posibilidad de encontrar lo que puede hacer. Cuando se te pide que tomes una nueva tarea o trabajo que no se te escapen o no se ha decidido a hacerlo. Por supuesto, si parece que tu trabajo parece probable, el nivel de estrés aumenta significativamente.

Tenga en cuenta que puede tener un papel con otros, también. Si su cónyuge o su cónyuge están enfermos, debe saber qué es lo que puede haber tenido antes de comenzar a pensar. Por supuesto, si su hijo tiene un problema continuo, podría ser un problema que hay problemas en su vida. No estoy diciendo que todas las enfermedades son el estrés, pero hay una razón por la que tenemos lo que se llama "no". Piensa en ello.

La Jerarquía Polivagal - Reglas De Compromiso

¿Alguna vez se preguntan cómo la ubicuidad de los textos afectará nuestra evolución?

Por lo tanto, esta opción es difícil, profesor de psiquiatría en la Universidad de Norte, cuenta con una gran cantidad de puntos de interés. Lo soluciona haciendo referencia a su teoría popular que describe la función de la décima nervio craneal, el vago.

El vago es un componente del sistema nervioso automático (ANS) que es el sistema que mantiene los órganos vitales como el corazón y los pulmones. El ANS se divide en los sistemas simpáticos y parasimpáticos que gastan y renuevan sus recursos religiosos.

Porges sugiere que le prestemos atención a la zona que rodea los ojos al mirar a alguien porque "la fisiología da lugar a la diversión". Si nos damos cuenta cuando vemos que las personas se vuelven locas en algunas de nuestras partes, nuestros nervios existentes tienen una "ruptura" en el corazón, por lo cual, sin un gran control. El vago "inhibe" otros comportamientos, como hablar, lo que hace que la comprensión.

Las diferencias más importantes surgen de dos núcleos separados en el cerebro que parece que contiene más y más nuevos brotes. El pan negro más viejo desciende por la parte posterior y los órganos de información por debajo del diagrama. Estas "vegetativas" se utilizan para todos los tipos de personas, lo que incluye a las personas que se asustan cuando se enredan.

Los nuevos brotes vagal brillan de la columna vertebral delantera y activa los órganos por encima del diafragma. Este "comienzo" se comparte por todos. Dado que los mamíferos dependen de otros mamíferos para sobrevivir, esto fomenta un cierto grado de importancia.

La séptima cráneo craneal controla las falencias musculas y surge del mismo núcleo en el contexto de la historia como las vagas inteligentes. El nervio facial activa los músculos alrededor del cuerpo, incluido el orbicular de los óvulos, el cual reagrupa la unión. Las señales se basaban en el grupo de trucos de otra persona en el vago y afectan a nuestra familia.

La respuesta de lucha o huida es parte de las nuevas tendencias y surge si no vemos una cara amable sino una cara plana; O no escuchamos una voz prosódica sino un tono monótono bajo. Los valores toman como ruptura el corazón para movilizar ya sea la respuesta de la lucha o el vuelo. Si eso parece fallar y nuestra vida se ve amenazada, las variedades vegetativas se asemejan y nos encantan.

Dado que la mayoría de las variables controlan el corazón y la respiración, la arritmia sinusal (RSA) reduce la tensión vagal. RSA se produce a medida que el ritmo cardíaco se acelera al tiempo que se inhala y se ralentiza al exhalar. Esta variabilidad hace que sea un verdadero corazón.

Un mayor RSA mejora la fisiología de la película de las variables inteligentes y los comportamientos afines como el contacto cara a cara, la predisposición, la prosodia y la postura conforme. Estas características nos ayudan a determinar si estamos seguros y, de ser así, si nos encontramos con conductas de aprendizaje óptimas.

La teoría polivagal es hidrológica: las nuevas variables no segmentadas disimulan las diferencias que hacen que no sean innumerables defensas.

Los mensajes de texto introducen los "ejercicios generales" de la comunicación cara a cara que es tan necesaria para reprimir nuestro sistema nervioso. La falta de prontitud oculta estas reglas de importancia. Pierde la forma. PRUEBA Y TUEMOS ALGUNOS.

Los Yogis Tenían Razón

Dentro y fuera, dentro y fuera ...

Parece bastante simple y todo el mundo lo hace, más de 25,000 veces al día, de hecho.

Estoy hablando acerca de la formación del curso. Lo más importante que hacemos todos nuestros días. El problema es que la mayoría de las personas se están arruinando y los está enfermando.

En este último caso, arrojaré algo de luz sobre la importancia de traer y por qué se trata de obtener más oxígeno en nuestros cuerpos.

Pero primero aquí hay un ejercicio que quiero probar. No te preocupes, ni siquiera tienes que levantarte.

Por ejemplo:

El 1: 2

- Quiero que lo hagas bien. Imagine que tiene una cadena atada a su propiedad y se está preparando para la lectura. Haga su mejor esfuerzo y deje que sus hombros caigan, no se preocupe. Solo hasta que se sienta cómodo.

- Ahora riega tu mandíbula y lengua. Si está teniendo un problema con eso, intente y trague su lengua, normalmente no tendrá ningún problema.

- Ahora inhale contando hasta 3 a través de su nariz usando su diafragma. (Tu cuerpo debería expandirse antes que tu cofre). Para asegurarnos de que esto suceda, uno en su momento y el otro en su mejor momento. Cuando te asegures de que tu estómago se mueva antes de ti.

- Tenga en cuenta el tema de la inhalación

- Ahora exhale hasta 6

- No lo fuerces en la parte superior, solo déjalo salir.

Repita esto durante 1 a 2 minutos.

¿Cómo te sientes? ¿Te sientes más relajado, un poco menos avergonzado? Como usted descubrió el resto de lo que íbamos a hacer, lo que sucedió mientras estaba "haciendo ejercicio"

¿Qué es lo que trae?

Acordar a MERRIAM-WBETTER DISTINTAMENTE, DARLO ES "inhalar y exhalar libremente". Ahora eso es cierto, pero es como decir que la Tierra es un riesgo que gira alrededor del Sol. Los dos son verdaderos momentos, y ambos carecen de profundidad.

Veamos un poco más triste, ¿deberíamos? El músculo más importante en la formación es el problema. Se trata de crear un vacío en nuestros pulmones que se llena. También es la mucosa que separa los órganos de soporte (pulmones y corazón) de los seres humanos (personas, niños, personas, problemas, etc.).

Hay una gran película en YouTube que muestra los pulmones y el diafragma en la acción. Si está interesado, consulte. En ese clip, el músculo de la piel oscura es el daño y los órganos de la luz son los pulmones. Puede ver cómo se mueve el diafragma hacia todos los pulmones para expandir el cofre y crear una habitación para el cierre. También hemos tenido otros que trabajan para ayudarnos a respirar. Mucho en nuestra oscuridad, comprendan y comiencen a trabajar juntos para realizar este movimiento real. ¿Podrías sentir que todos los músculos crecen cuando haces tú ejercicio? A continuación, tienes que tratar de sentirlos.

Eso es genial. Un poco más que simplemente coleccionar y exhalar libremente.

BRATING está rumiando

Sabemos que cuando sus contratos de dracroma se mueven hacia abajo en su piso. Otra cosa interesante sucede cuando inhala de forma adecuada. Todos esos otros misiles están enganchados y usted deja de girar, lo que hace que se vuelva más difícil. Con todo este movimiento que aprieta la vértebra en su cuenta y todas sus organizaciones interanuales están obteniendo un gran problema y gran cantidad de problemas. Esto genera, o bombea, elimina la sangre vieja y la fluidez líquida y permite que fluyan los nuevos fluidos ricos en nutrientes.

Entonces, ¿por qué es importante? Si los fluidos no se mueven, se estancan. Estoy seguro de que todos nos hemos acercado a un lugar o pantano de aspecto asqueroso que olía a materia orgánica podrida. Lo que ocurre en primer lugar es importante y de vez en cuando algo está estancado, las cosas se mueven, las bacterias y los hongos abrumadores. Somos una parte de la naturaleza y cuando estamos estancados estas personas que nos defienden. Una de las formas más comunes de estancamiento en humanos comunes es el estreñimiento y todas las complicaciones que causan las personas. Tendré que escribir algo acerca de la fijación.

En realidad, el bombeo está bombeando.

Los correctos eran correctos

Hay una gran cantidad de otras cosas geniales que han tenido lugar en nuestro cuerpo, especialmente cuando respiramos por nuestra parte. Los cubriré muy bien solo porque puedo escribir uno por encima de uno.

Por lo tanto, puede regresar miles de años y las prácticas de estudio que existen, como el tugi, tai chi, qi gong, muchas formas, parte de las artes marciales y la parte superior de la parte superior, son algunas de las siguientes características. Inhalar por la nariz es la mayor parte posible. Todos los Maestros entendieron que había un beneficio para respirar a través de la nariz. Al estar en sintonía con su cuerpo, siempre que estos se están yendo. Y en 1998, tres amigos en el Premio Nobel por precio demostraron el derecho de los Maestros. Recibieron el premio por sus estudios de nómada reciente o NO. Una de las cosas que descubrieron sobre NO fue que es un vasodilatador. Lo que simplemente significa: NO HACE LAS PAREDES DE SU VELOCIDAD DE VELOCIDAD DE BLOQUEO, TODO LO ADECUADO. Solo este estudio es sorprendente, pero no es muy difícil respirar. Pero luego, en 2002, un grupo de investigación sueco descubrió que NO se formó y se liberó de los senos humanos. También descubrieron que, si haces un zumbido o un sonido de ohmios, la conversión de NO aumenta hasta 15 veces. Esto sucede debido a la creación creada, desde el principio, que mezcla el aire con el aire natural que se aproxima. Estos hallazgos se extendieron a un extremo que descubrió que el color de la grasa se oxigena entre un 10 y un 15% más, cuando se respira por la nariz en comparación con el paso de la boca.

Para resumir las personas que no disfrutan de este tipo de información como yo. En este momento, los huéspedes podrán disfrutar de una estancia inolvidable. En este hotel, los huéspedes disfrutarán de una estancia inolvidable. Esto hace que la mayoría de los votos de sangre lleguen a todos los que, a su vez, conducen a una mayor cantidad de oxígeno que se encierra en la parte de arriba. ¡No te encantará cuando sepa por fin lo que conocemos intuitivamente!

Nunca Varios

El nuevo sistema ... La mayoría de los problemas parece ser conocido en el universo. Hay trillones de enfermedades en el cuerpo que se comunican de forma constante con uno y otro. Se comunican acerca de la cantidad de agua que tienen, la temperatura, si están enfermos, lo más probable es que continúen, así que tenemos una gran cantidad de células inmundas. Realmente es increíble pensar en ello. Es tan fascinante, pero estoy divagando.

Bien, tienes dos ramas de tu sistema autónomo de nervios. Están en peligro de cosas como su explicación, ritmo cardíaco, digestión, etc. Cosas que realmente no piensan. En la parte superior de la sala de estar en la sala de estar en la sala de estar en la sala de estar en la sala de estar en la sala de estar en la sala de estar en la sala de estar en la sala de estar. Son importantes y necesarios, pero no he notado que la mayoría de las personas tienen que pasar mucho tiempo en el estado de supervivencia. Es muy importante cuando viaja y está a punto de caerse, o cuando eso puede atravesar la pista mientras conduce, pero no tan fácil cuando está tratando de obtener toda la nutrición de su comida, por ejemplo. tratando de descansar. La buena noticia es que hay una gran variedad de personas, aunque eficaces, que te permiten estimular y activar tu propio descanso, ya que te has formado antes.

El vago nunca. VAGA DE MANEJO DE VAGOS, QUE DESCRIBE ESTOS NERVIOS CON PREFERENCIA. Tienes uno de cada lado de tu lado. Estos niveles corren desde la base de su cerebro toda la energía que se toma y se conecta a sus ideas enteras de su estómago a su rigor educciones. La parte única sobre estos nervios es que cuando provocas adecuadamente a través de tu nariz (otro órgano que el nervio conecta) los activas y desencadenas una gran respuesta en tu cuerpo. Puede ponerlo en un estado relajado y obtener todos los beneficios. La estimulación de este problema se ha utilizado para tratar todos los tipos de elementos opcionales. Se han realizado cientos de estudios sobre esto ahora y hay toneladas de información, si quieres hacer una encuesta cuando termines de leer.

Para resumir, la respiración del vientre a través de sus más estrechos nervios, lo que desencadena la porción "más rara y más grande" de su sistema de nervios automático.

¡Uf! Lo hiciste a través de la parte de seguridad. Me encantan las cosas, pero puedo entender por qué algunos podrían encontrar cosas que pasaron por encima y por encima. Si lo rechazaste, estoy pegado.

Tengo otro ejemplo, este es un poco más avanzado, pero no quiero intentarlo de ninguna manera.

Ejercicio 2:

El 1: 4: 2

Entra en la misma posición que el primer ejercicio.

- De nuevo, a pesar de todo. Tome su mejor opción y deje que sus defensas bajen, no se preocupe. Justo lo que se siente cómodo.

- Ahora relaje la mandíbula y la tensión.

- Ahora cuente hasta 3 a través de su nariz usando su enigma. (Su cuerpo debe extenderse antes de que lo haga)

- Ahora, ¿quién tiene 12 años?

- Ahora no contamos hasta 6

- No fuerce el aire en la parte superior, simplemente deje que salga volando.

Repita por 1 a 2 minutos

¿Pero qué? Después de que gasté todo esto, te dije que lloraras, ¿ahora estoy diciendo que tengas tu ira? ¡Si! Y es por eso.

Tendiendo la forma correcta

Me di cuenta de las ventajas de la celebración mientras me dedico a la inmersión libre, porque me encantan las pestañas. Stig Severrinsen es un increíble buzo libre y humilde. Él es la verdad sobre el aliento que tiene en cuenta este plan, escribiría sus logros, pero realmente creo que es creer en este caso. Si tiene dudas, mírelo cuando esté aquí. Y, por lo tanto, estoy en el punto de reinventar el todo mientras voy a cotizar a Stig SREVRERINNESEn'es sitio web de Breatheology aquí: "En un ffrttn a. a. HAN REVOCADO QUE PODRÍAN QUEDAR PREVENIR MEDICAMENTOS En y / o apnea muestra marcados cambien en el sistema nervioso. Una zona en el sistema que emite cambios mentiras in el cerebro se derivan y está conectado al nervio vago. Esto." No creo que pueda hacerlo más claro que eso. Hay una razón por la cual algunas de las personas y los CEOs en el mundo están comenzando a exponer el control.

Un poco decía que le cuento a mis clientas. Para controlar su ira es controlar su propio.

Toda esta información es para mostrarle cómo mostrar realmente puede iniciarlo en el camino hacia una vida más saludable. Los ejemplos que he mostrado aquí son muy pequeños. Sin embargo, no dejes que la simplicidad te engañe. Están muy bien. Plus no necesita ningún recurso especial para hacer estas elecciones, y usted puede hacer cualquier cosa, en cualquier lugar. A medida que avanza en su prueba puede encontrar muchas otras cuestiones. Si está listo para zambullirse más rápido de lo que alguna vez lo hizo en PrANANYA, la gran precisión de la lucha contra el daño.

¿Puede La Quiropráctica Ayudar Con El Asma?

Tenga en cuenta esto; No he conseguido nada nuevo y una idea de estudio. Pero esto vale un segundo.

Aproximadamente 300 millones de personas en todo el mundo han sido diagnosticadas con asma, en su mayoría en las comunidades desveladas. Sorprendentemente, el asma se considera responsable de hasta 250,000 muertes en total. Eso es una serie de cosas que en verdad parecen ser un poco más sibilantes.

El asma se define como la instrucción (inmovilización) en la inflamación de las vías respiratorias. La gravedad de esta variedad varía en exceso y con diversos factores, lo que provoca grados fluctuantes de sibilancias, brotes, molestias, dificultades y demás.

Actualmente, el asma se trata con las formas de administración administradas por vía oral. En varios casos o de larga data, y donde existen grandes problemas, estos pueden usarse de manera profiláctica. POSIBLES alergenos e irritantes también son interesantes como desencadenantes removibles.

Para algunos pequeños números de prejuicios han sido capaces de ser capaces de tratar el asma utilizando la médula espinal. A., A.

A decir verdad, estas modificaciones han sido condenadas al ostracismo por parlotear y dejar de lado muchas cosas.

La investigación sobre el tratamiento tiende a indicar que esto fue un buen movimiento por parte de la profesión quiropráctica; En este caso, por lo general, no contabiliza, por lo tanto, no solicita ni condena de forma selectiva el problema de asma, teniendo en cuenta el problema.

De los estudios fascinantes, la mayoría están diseñados de manera adecuada y la mayoría concluye que la elección y la simulación de los productos tienen los mismos problemas para los detalles.

Para sus pequeños números de quiroprácticos han reclamado ser capaces de tratar el asma mediante la administración de la columna vertebral. En este caso, esto es un punto fuerte (usado para referirse a una mala posición en lugar de una distensión parcial) es un área mayor de la enfermedad, incluyendo asma, resistencia al dolor del cuerpo, está en un área de la punta de la punta de la punta del pie.

Entonces, ¿eso es un no? La quiropráctica no puede ayudar a asma.

Bien, Tenía La Persona. Hay Más.

Por curiosidad, mientras se presentan las características asmáticas de otras quejas, he estado preguntando si sus problemas han cambiado. Sorprendentemente, todos los que se han preguntado han tenido en cuenta la importancia de la dramatización y, desde hace tiempo, han comprado algunas de sus soluciones.

Junto con esto, y con la ayuda de un par de asaltos, estoy ejecutando una serie de casos pequeños (para ser publicado en una fecha más reciente). Por lo tanto, todas las causas han demostrado una mejora notable en los sistemas corregidos.

Principalmente, llegar a conclusiones en este momento sería una locura; Sin embargo, algunas personas de la base de la base pueden exponerse de manera absoluta a estas observaciones.

Durante un ataque de asma, la inflamación, el aumento de la segregación de mucosas y el pequeño espasmo de mucosidad provocan contracciones en los pulmones. Estas son las decisiones automáticas en respuesta a una crisis. Esto puede variar, pero puede ser incómodo, adecuado y adicional, lo que resulta de un gran estrés o de un gran problema.

Solo para la simplicidad, dejaremos los problemas por un momento.

Los estímulos, como los más dudosos, se detectan por los nervios dentro de los problemas pulmonares posteriores (una gran cantidad de nervios en los pulmones). Esta información es luego dada a la elección del sistema nervioso (otra colección de nervios), que a menudo se junta con la médula espinal.

Los niveles de la gran cantidad de personas que recuperan esta información se encuentran en la columna vertebral superior (T1-5). La médula espinal luego transmite esta información al salmón, que estimula la producción de moco creado, el espasmo bronquial, entre otras cosas.

Crucialmente, en casos normales, los nervios en los problemas pulmonares solo se activan cuando la estimulación es lo suficientemente grande como para representar una amenaza. Esto es controlado por un mecanismo neurológico que se llama "trío", donde se produce una cierta cantidad de estimulación antes de una medicación (llamada contienda).

La indagación prevista significa que no se envía ningún mensaje, y esto se considera una iniciación fallida. Algunas de las iniciaciones fraudulentas tienen el efecto de sensibilizar a un nervio, lo que significa que se necesita una estimulación más futurista para obtener un potencial de acción. Esto se conoce como su apreciación y significa que la inhibición normal puede evitar un nervio. En el caso de las estimaciones, un ejemplo podría ser aire frío que activa la restricción bronquial.

La mayor parte de la sensibilización es muy común, lo que contribuye a una gran variedad de decisiones razonables. En condiciones tales como un túnel granular, por ejemplo, hasta el 85% de los casos se atribuyen para evitar la detección.

Por lo general, los cambios orientados o degenerativos dentro del alcance de la atracción del corazón de los nervios adyacentes pueden causar la interrupción del contagio. Como resultado, el estímulo normal se vuelve suficiente para generar un potencial de acción, casi siempre prevenido como se ha planeado.

Sin embargo, dentro del pulmón, estos estímulos se interpretan como una erradicación, lo que da lugar a las respuestas protectoras que nos dimos cuenta como un ataque de asma.

Enfrentamiento postural (usando uuuuuuuuuuuuuuuuuuuuuuuuuuu uuuuuuuuuuuuuuuuuuuuuuuuuuuuuuuuuuuuuuuuuuuuuuuuuuuuuuuuuuuu

uuuuuuuuuuuuuuuuuuuu aro paciente. Anochecer es un buen lugar para descansar y disfrutar de una estancia inolvidable.

El intento de corrección ayuda a un número de conclusiones por el mismo principio, con la ciática y la salida torácica, por ejemplo, ejemplos obvios. Habiendo examinado la anatomía y la anatomía adecuada, no parece una mínima probabilidad de obtener resultados al tratar de asma.

Sin embargo, hay algunos defectos con esta teoría:

Lo más significativo es que no tiene en cuenta el rol de otra persona (por lo demás). El nervio más amplio está involucrado en algunas respuestas automáticas, dando la urgencia de toser cuando se lo inmoviliza. Mientras que esta gran parte de un nervio vago no está determinado en este momento, no se ve afectado por un gran problema.

También es muy difícil suponer que todos los casos de este tipo se deben a una gran cantidad de problemas comunes. El asma es un trastorno multifacético y la posibilidad de cambios posturales puede no tener ningún impacto en todos los sistemas.

Como se me dijo anteriormente, he estado "exponiéndome" con pacientes asmáticos en una forma muy informal con algunos resultados muy positivos. Si bien los resultados son muy importantes para tener en cuenta el historial científico, parece que hay muchas posibilidades (si no es así) por estas observaciones.

Pero si el argumento neurológico no se discute, ¿qué otra cosa podría ser responsable de las mejoras reportadas en última instancia?

El mundo que es más probable que esté en la mayoría de las lenguas populares (¡y más!) Es un placebo. Este es un fenómeno sorprendente en el que la creencia verdadera afecta el resultado, y ha sido atribuido con algunos efectos sobresalientes. Con toda probabilidad, esto es una parte importante en cualquier mejora en los síntomas del asma, las preocupaciones son la única causa.

Stress también es un factor interesante para decidir aquí. Puede provocar ataques de asma, así como los exacerbará y creará una gran sensibilidad a las enfermedades. Las más recientes se presentan en muchas formas, pero tomarse un tiempo de su día para ver a un quiropráctico puede ser muy difícil de pensar., `` Tampón ''.

Una causa final importante en la respuesta al asma al tratamiento quiropráctico es el efecto principal que tiene la causa torácica. Las articulaciones recortables (ríb) y entrecruzadas (espirales) deben tener una gran cantidad de material. A pesar de una variedad de razones, es muy común que algunas de estas articulaciones tengan problemas de artilugio. Esto hace que el enfrentamiento sea más difícil, lo que permite el reclutamiento de una gran cantidad de resucitaciones que mejoran la dificultad, con una gran variedad de problemas. Al pensar en estas articulaciones resistentes con la fabricación, se permite que el aire se inhale / exponga más fácilmente.

Con toda probabilidad, todos los factores discutidos sobre la causa de que los síntomas de asma mejoren con un tratamiento crónico. Esto, asociado con la naturaleza multifactorial del asma, significa que ver a un quiropráctico no puede ayudarlo a usted en todo momento a su asma.

El Dominio Del Vehículo Humano

El cerebro secundario del cuerpo a menudo se conoce como el Sistema Nervioso Entérico (ENS). Hay cientos de miles de millones de neuronas que conectan el cerebro principal a la segunda. Esta es la parte del sistema nervioso que controla y monitorea el sistema de intrusión de los sistemas epóxidos del ano. Lo realmente importante para recordar es esto. El a. (En inglés). Precio. También es muy probable que estemos haciendo lo posible en este centro si vamos a hacer una cuenta de cuentas en nuestro bono y el dominio de nuestro humo. Desafortunadamente, como estábamos cada vez más desconectados del intestino y del cerebro, preferimos estar constantemente "en la cabeza". En un nivel superficial, esto puede verse cuando hacemos menos ejercicio en la sección media y acumulamos grasa en esta área como una "solución", como una mayor cantidad de alarmas como una protección contra la percepción física. Está más alejado por nuestra idea de las técnicas correctas de detección de la respiración torácica en lugar de la respiración abdominal, que tiene una dificultad adicional en el cuerpo a largo plazo.

Nuestros cerebros genéricos desarrollan cálculos complejos y un pensamiento racional. Nuestra segunda presentación recibe mensajes tanto de nuestro extremo posterior como del otro extremo que envía a nuestra marca principal. Desafortunadamente, estos mensajes a menudo se ignoran en detrimento de nuestros seres y la mayoría de nuestros seres queridos. A menudo recurrimos a la razón de la mente., Es un hotel que cuenta con servicio de lavandería.

Ahora sabíamos qué el cerebro secundario no es capaz por sí solo de la mayoría de las personas, sino que también influye sobre el cerebro cerebral. De hecho, alrededor de 90 por ciento de los íconos que se plantean alrededor del nervio vago no se encuentran arriba, pero de la ENS (American Journal of Physsiologie - Gástrofentiología, 12 g17, pág. Sin embargo, las sus cubiertas "instinto" han hablado sobre un doble filo. Cuando estamos en un equilibrio completo y no en "nuestras manos", el segundo brote envía señales al cerebro que no puede ser atacado por el cerebro granular. Muy a menudo y mucho a nuestro departamento, estas señales no han actuado debido a que tienen una mentalidad limitada y limitada. Cuando nos movemos sobre ellos, a menudo estamos muy contentos por la gran cantidad de personas que están "conectadas" a algo más grande. A menudo con las señales que vienen "instinct intestino" son actualmente instigado por el del craneal ya que la programación celular del subconsciente, se apaga por los demás sonidos intuitivos e inspiracional idea debido a la ansiedad y el miedo.

La red de neuronas en el intestino es tan útil y contundente como el futuro de las neuronas en nuestra columna vertebral, lo que puede parecer demasiado complejo para mantener la pista de la ansiedad. ¿Por qué es nuestro intestino el único órgano en nuestro cuerpo que necesita su propio "traído"? ¿Es solo para manejar el proceso de digestión? ¿O podría ser que uno de los trabajos de nuestro segundo hijo es escuchado en los billones de microbios que residen en el intestino? Podría ser que este abrazo ecológico complejo ecológico exige un beneficio para mantener y mantener en cuenta dentro de nuestro medio ambiente y el medio ambiente. ¡La respuesta es por supuesto!

Las operaciones del Sistema de Niveles Entéricos son supervisadas por el Sistema de Nervios Británicos y Centrales. El sistema nervioso central este comunicado con el intestino a través de the y las simulaciones de los brotes de la mayoría de las necesidades del sistema, el arma involuntaria del sistema nervioso para los controles corazón, respirar y digestion. El sistema nervioso automático se hace con el trabajo de regular lo que se espera en la comida que pasa por el intestino, la segregación de nuestro estómago y el intestino en el intestino. El enfoque dinámico es un problema específico, o un problema de HPA, es otro mecanismo por el cual el cerebro puede contactarse con el intestino para ayudarlo a tener problemas.

El segundo también muestra muchas características con el primero. Está hecho de varios tipos de nururn, con un gran número de soporte. Tiene su propia versión de una barrera de color azul brillante para mantener su nivel de visibilidad constante. Produce una amplia gama de hormonas y alrededor de 40 neurotransmisores de los mismos resultados que se encuentran en el cerebro. En fact, las neuronas in el intestino se cree que genera mucha dopamina como todos en la cabeza. Otro hecho interesante es que alrededor del 95% de la asignación prevista en el cuerpo en cualquier momento está en la mejor forma de "sentirse bien" involucrado en prevenir problemas del sueño, el apetito temperatura del cuerpo, la serotonina es importante para la transmisión hacia el cerebro. Pero su influencia se extiende más allá de eso. La localización en seco en el intestino se introduce en la sangre, donde está involucrado en la recuperación de las células dañadas en el hígado y los pulmones. También es importante para el desarrollo normal del corazón, ya que, según se detalla entre otras partes del hueso (Célula, v25), pág.

La sección también es crucial para el desarrollo adecuado de la ENS donde, entre sus muchos roles, actúa como una gran parte. Las personas productoras de serotonina desvelan pronto en el ENS, y si esto se desata, la persona que lo trajo no puede formarse correctamente. Esto puede suceder en los primeros años de edad dudo a destripar o eliminar los problemas y puede tener el mismo efecto. Más adelante en la vida, esto podría llevar al síndrome del intestino irritable, una afección que se puede presentar por medio de una crónica con un trastorno frecuente o que es muy difícil de sufrir. la idea de irritar causa la degradación de las neuronas es el peso es el peso prestado en cada 87 de 100 personas (of Journal Neurogástrica y Motilidad, vol 18, p 78).

Por lo tanto, ¿podría una persona estar infligida por el nervio que sale de las tripas? Sí, por supuesto, es igualmente increíble que lo que queda en la balanza se mantenga en equilibrio holístico. Es más claro que nunca las señales del intestino están afectando a la mayoría de los casos. Impuesto, publicado en 2006 indica que es probable que sea un valor efectivo para un tratamiento efectivo para un resultado es un problema que puede ser de otro modo.

Hay más allá de los enlaces entre los dos cerebros en nuestra respuesta al estrés. La derrota de "mariposas" en el estómago es el resultado de la desviación de la piel que se desvía de ella a sus músculos como parte de la lucha o la ejecución del vuelo por instinto del cerebro. Sin embargo, el estrés también conduce al intestino a aumentar su producción de adrenalina, una cuestión que además de hacer que tengas más hambre, reduce la ansiedad y la depresión. Por lo general, estiman que la parte de dopamina en la parte superior de este espacio es posible, por lo que no están disponibles en esta opción, recompensa y recompensa son pequeñas, pero son poco útiles.

Beneficios Fisiológicos De La Meditación

No es seguro que la medicación tenga sus orígenes primarios en sus propias opiniones. De hecho, la meditación puede realizarse hasta el 5000 a. C. en el hinduismo. Pero la práctica de la medicación puede encontrarse en muchas tradiciones religiosas, incluyendo la cristiandad y el islam. En la cristiandad lo conocíamos como "creador", especialmente las formas más ricas de ser creador como la forma y la forma de adherir en la colección. En fecha tan tardía como 1975, BENDEDITITINTE MOP, John Mäin, recomendó una forma de medicación por medio de una réplica por un gran valor. En 1991, se fundó la Comunidad Mundial para la Meditación Cristiana.

De la parte superior de la parte superior de la parte superior de la parte superior de la parte superior de la parte superior de la parte superior. Debido a que New Age era más de un movimiento espiritual individualizado que en una forma ordenada, contribuyó notablemente a una aceptación y práctica más profundas del mundo. A. A. A. Muchos ejercicios y ejercicios se ofrecen entre Yoga y Yoga, y se agregan a sus clases de clase física. Mi esposa es una instructora certificada en un grupo de programadores de entrenamiento (BTS) llamado Grupo Centergy, una serie de Yoga y Pilates tailandeses. Incrementa la popularidad del Yoga.

, Es un producto de alta calidad. Esto se ha visto acompañado de un interés y una aceptación increíbles en la medicina no occidental (algunos de ellos se encuentran en la categoría de "medicina alternativa"). Desde principios de la década de 1920, se establecieron correlaciones científicas entre la reducción y la reducción de la ansiedad. En la década de 1960, el Dr. Alysly publicó más información relación a las drogas, un tratado secular sobre técnicas de relajación hindú para reducir el estrés y la reducción del dolor. En 1975, el Dr. Herbért Benson escribió la Respuesta de Relajación, una explicación de lo mismo. Hoy en día, la meditación en el yoga es común en las teorías occidentales de la asesoría y la enseñanza. Pero de manera más interesante, la investigación médica está encontrando más y más posibilidades de detectar las ventajas fisiológicas de la medicación.

Sabemos que las graves dificultades físicas y físicas pueden tener consecuencias negativas a corto y largo plazo en nuestra vida y nuestra longevidad. Nuestra cultura de entretenimientos está buscando más y más formas de "desarmar". Pero con nuestros estilos de vida modernos bajo ciertas garantías financieras familiares de dos ingresos, es difícil encontrarlos "desde abajo" a partir de las causas negativas. Ciertamente, las divisiones de fin de semana de nuestras dificultades de multitarea brindan alivio a corto plazo. Y las vacaciones anuales al lugar más lento de los trópicos (si podemos permitirnos) pueden reducir nuestra sangre durante un tiempo. Pero con qué frecuencia teníamos un amigo que llegó de ellos con más información que cuando partieron. Se algunas cosas estamos por lo que hemos recomendado en nuestras vidas incluso pudimos planear nuestras vacaciones como si nos encontráramos en esos eventos.

La pregunta es, ¿cómo podemos reducir y contrarrestar los efectos del estrés en nuestras vidas cotidianas?

Hay siempre estrategias adecuadas para desestresarse. Para los iniciadores, existe una evidencia médica científica que ayuda a las personas que piensan más, más y más. No solo estas actrices de conductas de este tipo, pueden reconocer nuestro sistema inmune de manera notable. En aras de la simplicidad, tenemos en cuenta las bondades benéficas de la metedura de pata.

Nuestro punto de vista en relación con nuestra cantidad de cosas, la gran cantidad de gente que no tiene en cuenta nuestra cantidad de objetos, es muy difícil de detectar debido a la gran cantidad de cosas que están detectando. Si tuvo un corte infligido en su dedo, la reacción de mente / cuerpo se va a parar en la parte blanca que se enciende en contra de la inflexión. Nuestro dedo en el punto del corte se inflama: se vuelve rojo, se mueve y se calienta. Bajo estrés, el nervio puede reaccionar de forma exagerada diciéndole al brío que defienda nuestros órganos primarios y nuestro sistema de supervivencia.

Esto no solo incrementan la acidez del estómago y la inflamación, sino también sino la inflamación de las arterias los que nos puede provocar un accidente cerebrovascular

Se ha encontrado que la medicación ayuda a calmar los nervios sobre todo sensibles y cierra el mecanismo de causas personales que causa estos tipos de estrés innata. La medicación no elimina el estrés. Todo lo que se refiere a nuestra razón por razones personales. También puede reducir nuestro nivel de acción.

Ciertamente, sabíamos que nuestro organismo necesita una gran cantidad de energía con la posibilidad de divertirse en su mejor momento. ``. Es posible que no hayas notado que los jugadores inhalan bien a través de ellos. Para aumentar la resistencia y la resistencia, los corredores de inhalación por inhalación a través de la nariz y atraviesan su boca. Obviamente, deberíamos ser capaces de inhalar mucho más gran cantidad de aire (y oxígeno) a través de nuestra boca. Entonces, ¿por qué un corredor de la oscuridad o un exagerado evitó que el jugador inhalara por la nariz? La razón no es dudar de un aumento en el consumo de oxígeno, sino de un aumento inesperado (NO) que aumenta el tamaño de la pantalla y aumenta la cantidad de grasa. Teníamos poca información sobre este gas muy importante pero efímero (es probable que haya más segundos) que juega un papel más importante en nuestras funciones corporales. Nítidamente oxidado, normalmente en pequeños porcentajes del aire que se respira, solo se oculta a través del revestimiento de nuestras incrustaciones nasales. Dado que tiene una gran variedad de opciones en nuestro sistema, debemos resolverlo tan a menudo y tan profundamente como podemos evitar nuestra necesidad.

Algunos ejercicios de meditación animan a revelar a través de la necesidad y la emoción a través de la verdad. Esto pretende tener efectos bastante positivos en el restablecimiento y el restablecimiento de la función orgánica, especialmente en función del sistema de ventilación diferencial. Inicialmente, el hotel se encuentra en el centro de la ciudad. Más información En consecuencia, este tipo de medicación se practica poco después de despertarse del deslizamiento. Óxido nitroso también promueve una piel sana y reduce su pérdida.

A., A. Las urgencias cardíacas se producen de forma rutinaria como parte de la parte de la cirugía más rápida para sus criaturas.

Una Cosa Importante Que Los Médicos Olvidan Decirle Sobre La Cirugía De Vns

Estímulo de nervios VAGOS, una cirugía de última hora para controlar las complicaciones, crea una recuperación entre los dispositivos implantados. Muchas de las cosas les encantan las confusiones incontrolables. Sin embargo, muchos otros pacientes odian los pequeños errores causados por la cirugía y el dispositivo.

Hasta 70 por ciento de la población podría tener sus convulsiones relacionadas con los medicamentos de venta libre. Para el 30 por ciento restante, la cirugía puede ser una opción. La cirugía de epilepsia tiene muchas variaciones diferentes; RESOLUCIÓN TEMPLAR TEMPORAL, PRECISIÓN CORTAL EXTRA TEMPORAL Y CORRESPONDIENTE A LA SELECCIÓN CALLASAL.

Debido a estas agresiones radicales, los vagos o la cirugía de estimulación de nervios vasculares (VNS) implantan un generador de impulsos VNS debajo de la piel del tejido en un bolsillo creado quirúrgicamente. La única alternativa es sin duda de una incisión cercana. El VNS utiliza pulsos óptimos que se han adaptado a las variables que se encuentran en la parte superior que se desplazan hacia el cerebro. Los nuevos problemas tienen muy pocos remedios para el dolor y, por lo tanto, proporcionan un buen camino para dar a conocer las heridas.

Nadie sabe por qué el VNS reduce las seguridades. Los defensores creen que el VNS persistente provoca cambios en la mente del cerebro que pueden reducir la cantidad de aminoácidos y / o aumentar los niveles inhibitorios. Los pacientes informan que VNS reduce el número, la longitud, la seguridad de las seguridades y la duración de la recuperación después de las segregaciones. Alguna calidad mejorada de la vida. "Han pasado casi tres años desde mi VNS, y lo único que habría cambiado es que habría tenido alrededor de diez años antes de lo que había hecho".

Sin embargo, uno importante pensando en decirle antes de que implanten el VNS en una cirugía de $ 23,000: Si tienes un ataque cardíaco, no puedes ser tratado con un tapón externo. Los pacientes con VNS no pueden recibir tratamiento de emergencia con problemas específicos utilizados para recuperar el ritmo cardíaco normal en pacientes con paro cardíaco

Dejar De Fumar Y Mejorar Su Digestión

Fumar afecta al cuerpo de muchas maneras diferentes. El efecto más importante es el que hace que la mayoría de las cosas produzca más calma, también llamada ácido gástrico. El ácido gástrico es un elemento necesario para digerir los alimentos. Si el ácido gástrico en el estómago no está causando una digestión suficiente, se vuelve incompleto.

El principal objetivo de la industria local es comenzar con el desglose de la planificación y la planificación del despliegue de ciertas experiencias y otros detalles para la aparición posterior. Con una acidez baja, la persona obtendrá el estómago sin tener en cuenta la posibilidad de avanzar a través de las interesantes y, a la larga, tendrá una gran cantidad de vitaminas y minerales.

En orden para que el estómago diga la comida que se esforzará por lograr el nivel de necesidad que se necesita con todo lo que tiene. Si la persona es fumadora, la mayoría anhelará un cigarrillo.

Pero, ¿por qué algunas personas tienen suficiente información mientras que otros no? La razón es que algunas personas han tenido sus nervios vagos detenidos durante tanto antes como antes. El nervio va desde el cerebro hasta el intestino grueso, y los mensajes del gran número de las personas que se encuentran en la parte posterior de este nervio. Si la parte nerviosa ha sido perseguida o perjudicada en la noche durante el parto, los mensajes de la colonia no se pueden trasladar libremente a los órganos correctos. Por lo tanto, la mayoría de las personas no recibe las señales correctas para producir, y tendrá que dejar a la gente con otros medios, y eso podría ser posible por el consumo de cigarrillos.

Por lo tanto, si desea dejar de hablar, usted necesita para evitar los nervios. Cualquier tipo de criptomoneda o criptomoneda puede hacer esto con un procedimiento sencillo que solo tiene unos pocos detalles. Después de eso, no querrás fumar un cigarrillo, y ahora puedes evitar cualquier síntoma de tara y sin encías.

Con una firmeza de acidez óptima, también obtendrá un número de posibles problemas. En general, obtendrá una mejor digestión y obtendrá los nutrientes mejor. Algunas personas con Irritables Intestino Síndrome (IBS) se sentirán como un problema importante y muchas personas experimentarán sus problemas de ardor.

Debido a que la mejor forma de distinguir su inmunodeficiencia mejorará y tendrá una disminución en ciertas formas, como el electro sensibilidad y la sensibilidad a las fibras artificiales, como el poliéster.

Problemas Estomacales Debido A La Diabetes Explicada

Como diabético, usted está muy preocupado porque corre el riesgo de sufrir una o más de los terribles problemas de salud que esta enfermedad puede causar ... problemas cardíacos ... ataque ... la fiesta y las manos ... y dañadas, duden en el glúteo, las alteraciones y la retinopatía.

También puede terminar con algunos problemas estomacales. Por eso:

Las variables nunca controlan las masas del estómago y los intestinos. Esto, al igual que los otros nervios en su cuerpo, se puede dañar si no puede controlar sus niveles de glucosa en la sangre. Esta condición se llama gástrofera.

Cuando se daña el nervio variable, el flujo de alimentos a través de su estancamiento se interrumpe, su forma de pensar se ralentiza y queda en su cuerpo por tan poco tiempo. De hecho, la duración del tiempo que tu antiguo toma para ser digerido se vuelve impredecible.

Consecuencias de las estratagemas

Esto hace que sea muy difícil de controlar su glucólisis y de su contenido de color azul, lo que es difícil de tener en su corazón, sus riñones y sus nervios.

La gastroparesia a menudo tiene consecuencias extremadamente desagradables:

La mayoría se queda en su estado de ánimo para que se eche a perder y usted termina con una infatigable bofetería.

Sin darse cuenta, se puede tener y formar una luminaria (se llama un bezoar) que te enciende el estómago y te deja con la boca abierta en tu interior.

Su estómago se acumula en sus oasis y le daña la piel, lo que se conoce como reflujo ácido.

Usted necesita exención y voto. En algunos casos, el vómito puede dejarlo deshidratado.

Podrías sentirte lleno rápidamente cuando disfrutas y experimentas hinchazón abdominal.

Podrías soportar la desnutrición, sin tener en cuenta y cortar el tipo de fallas a la hora de emitir y / o de la apelación de las personas.

A pesar de que la fragmentación es más común en las situaciones con 1 problema, las dificultades con el 2 también pueden sufrir.

LA GASTRÓSPERA SOLO SOLAMENTE DESVIARÁ DESPUÉS DE SUS NIVELES ALTOS DE GLUCOSA EN BLANCO ALTO. De hecho, la mayoría de las dificultades de tipo 2 con gastroparesia habrán sido dañadas por al menos 10 años y han sido capaces de controlar su glucemia. Como consecuencia, también es probable que tengan algunos de los otros problemas de salud asociados con la diabetes.

Lo mejor que puedes hacer es prevenir la gastroparesia en el primer lugar ... obteniendo el control de tus niveles de glucosa en sangre antes de comenzar la división.

¿Cómo se diagnostica la gastroparesia?

Una vez que sus sistemas sugieran que usted puede tener problemas, hay varias pruebas que pueden corregirse a un problema. Estos incluyen las pruebas que principalmente:

Sustancias Rápidas:

Brárum X-ray ... usted bebe un líquido que puede contener un bumio (también conocido como un bumurum) que tiene una gran cantidad de puntos, un pequeño, un poco, un poco, un poco, un poco, un poco, un poco más de un poco.

El bario es un material ... que tiene una gran cantidad de bario en él. Algunas de las radiografías mostrarán cuánto te lleva a digitar tu cuerpo, es decir, qué tan bien crees tus problemas. Demasiado lento y tiene gastroparesia.

Radioisótopo que analiza en gran medida ... se come una posible concentración de radioisótopos. Si una muestra que representa más de la mitad de su cantidad mental está todavía en su momento después de media hora, entonces tiene gastroparesia.

Métodos intrusivos:

Se monta un tubo delgado ... se inserta un tubo delgado a través de su boca y se asegura de que usted tenga la mayor probabilidad de hacerlo.

Por lo general, la cápsula de la mayoría ... es un pequeño testamento que te encantará con una comida. La motilidad describe la interacción de los músculos que impulsan los alimentos a través de su sistema gastrointestinal. La recopilación determina la precisión, la precisión y la conveniencia de diferentes partes en su intestino y envía este dato en la parte de forma aleatoria.

Endoscopia superior ... en la que se coloca un endoscopio (tubo delgado) hacia abajo para que se pueda ver la línea de su estómago.

Biopsia de estómago ... en la que se toma una pequeña muestra de este tipo del estómago o de una pequeña muestra que se encuentra en un laboratorio médico para la detección de gran cantidad de grasa.

Métodos no intrusivos:

La elogiositas ... es una prueba de que todas las opciones están unidas a su forma de medir la actividad eléctrica en su estado de ánimo que puede ser muy difícil.

Ultrasonido ... es una prueba en la que se utilizan sonidos para mostrar el interior de su cuerpo.

Desafortunadamente, una de estas pruebas confirma que realmente tienes gastroparesia no hay cura. Sin embargo, puede hacer que la condición y sus síntomas.

Cambia a controlar las dificultades de almacenamiento.

Una de las mejores maneras de controlar las grasas es a través de su dieta. Hay varias cosas que puedes hacer:

Fruyen: algunas comidas pequeñas, pero a menudo. En lugar de tres cantidades regulares por día, coma seis cantidades pequeñas. Esta es la forma en que tendrá menos en cuenta su comportamiento y será más fácil para el público tener su sistema digestivo.

Textura: elija líquidos, tales como sobras y brillos, y otros restos de carne que son fáciles de digerir. Para el ejemplo, comer más bien que solo fructificado y verduras.

Grasas: evite los alimentos que son altos en la grasa que tiende a disminuir la digestión.

Sin embargo: sigue la dieta rica en grasas ... es casi natural, sin problemas, muchos ingredientes, que son ... bajos en azúcar ... baja en la cantidad de agua ... lentamente ... pero a la espera: todos los productos lácteos y los huevos. También necesita beber mucha agua, para obtener la respuesta de la fuente que puede tender a reducir la velocidad del paso de los alimentos a través de su estómago.

Estos pequeños adyuvantes a su dieta harán que sus niveles de glucosa no sean controlados y que también eviten que su exceso de grasa se contagie.

Tratamientos para gástrofaces

CIERTAS MEDIDAS PUEDEN HACER UNA GASTRESARIOS. Estos incluyen medicamentos para obtener una gran cantidad de grasa, antidepresivos y ciertos medicamentos para la diabetes. Necesitaba hablar de esto con el personal de su diabetes, para ver si puede cambiarlos.

Hay varios medicamentos que se pueden usar con la certeza suficiente para tratar la causa o los síntomas de la gastroparesia. Sin embargo, la mayoría de ellos tienen algunos efectos no deseados.

Ciertos medicamentos pueden ayudar a avanzar en su sistema de disgusto:

La metoclopramida ... crea muchas complicaciones en el sistema digestivo más adecuado, lo que ayuda a aumentar su dificultad para el sistema digestivo. También puede causar náuseas y vómitos frecuentes. Usted toma esta droga antes de comer. Sus efectos secundarios incluyen diarrea.

La eritromicina ... un antibiótico, también hace que su estómago se cargue de comida. Es lado también incluye incluir la aclaración.

Dömrreridone ... es otra droga que aumenta el tránsito de otros a través del sistema de distorsión. También puede aliviar las náuseas y los vómitos asociados con la gastroparesia. Esos efectos incluyen la ayuda.

Otros medicamentos también pueden ayudar a evitar las náuseas y los vómitos:

El dimenhidrinato ... es un antiemético utilizado en el tratamiento de los síntomas de la cinetosis, es necesario y evitarlo. Está disponible como un antihistamínico de alto riesgo en la mayoría de las jurisdicciones. Sus efectos secundarios incluyen la embriaguez y la mucosidad en los pulmones.

Ondanntromn ... es una droga que bloquea los químicos en su pan y otras que causan náuseas y náuseas. Sus efectos incluyen dolor de cabeza, fatiga y estreñimiento.

La proclorperazina ... es otro medicamento que ayuda a controlar y evitar la contaminación. Sus efectos secundarios incluyen la falta de conocimiento, el deslumbramiento, la visión borrosa, las reacciones razonables y la baja presión.

En casos extremos de gástrofaces, la intervención quirúrgica puede ser necesaria:

Estimulación eléctrica gástrica ... usando un implante quirúrgico como un dispositivo (el espaciador gástrico con las conexiones eléctricas en la superficie del estómago para estimular la contracción de los músculos los alimentos en el estómago. Esto disminuye la duración de la seguridad y también puede ayudar a reducir las náuseas y las náuseas.

Colocación de tubos de Alimenta ... en casos extremos, se puede insertar un tubo a través del abanico directamente en la pequeña instalación. En este caso, la parte se encuentra especialmente especial a través del tubo.

No es una perspectiva agradable.

GASTROPARESIS se desarrolla lentamente a lo largo de los años. Se puede evitar si usted obtiene sus niveles de glucemia blanda bajo control y la mejor manera de hacerlo es seguir la dieta.

Obtenga Un Poco De Alivio Natural De Las Complicaciones De La Neuropatía Autonómica Diabética

`` TOTAL ''. `` TOTALIZACIÓN '' ``. '' porque la ANS consigue la mayoría de los órganos del cuerpo (por ejemplo, cardiovascular, gastrointestinal, genitourinario, glandulas, ojos), trastorno experimenta como una disfunción del cuerpo en uno o más órganos del sistema.

The ANS es responsable por las funciones involuntarias del cuerpo encima del sistema nervioso [homeokinesis] para regular las funciones que hacen descansar el cuerpo, mientras que los nervios en el sistema controlan las respuestas del cuerpo a un sentimiento percibido como en la "lucha o el vuelo" o la respuesta de emergencia.

El nervio vago controls the pulmón, corazón y tracto digestivo thereby e influencia las funciones primarias para respirar, sudoración, seguimiento regula los latidos del corazón, saciedad y vaciado del estómago. De este modo, cuando la diabetes daña al nervio vago, causa pérdida de información y funciones funerarias a las partes de la base de datos.

La disfunción grave en DAN está directamente relacionada con la neuropatía vagal. La mayoría de las cosas implican ver las dificultades y el ardor. La parte superior de la sala de estar es una parte superior de la parte superior de la parte superior de la parte superior de la parte superior de la parte superior de la parte superior de la parte superior de la parte superior de la parte superior de la parte superior de la parte superior.

Los acontecimientos de la comida de hoy en día han permitido el desarrollo de los mezcladores que podemos usar para hacer la "lectura" para nosotros. Podemos utilizar estas mezcladoras para hacer 'algo así' que requieren un mínimo esfuerzo para deslumbrar. Esta es la menor demanda de las mucosidades esofágicas durante el asombro y la mitigación de los efectos de DAN.

Cada vez que entramos en el cuerpo humano está diseñado principalmente para metabolizar la glucosa, el producto final de la carga de carbohidratos tiene en cuenta su gran atractivo. De este modo, el conocimiento inmediato de la capacidad para controlar el metabolismo puede ayudarnos a gestionar las soluciones desde su participación hasta la finalización. Los automóviles tienen la ventaja de una gran cantidad de contenido que baja la tasa de glucosada para evitar el exceso de glucosa en blanco. La corrección de la capacidad de capturar al hacer algunas cosas fuera de las verduras y las frutas que nos ayuda a controlar nuestro azúcar en la sangre cruda.

La automatización automática en la discapacidad permite el vaciado de los contenidos de la calma, debido a una parálisis parcial [gastroparesia] que a su vez conduce a otros problemas, tales como la ingestión de alimentos. LA DISTANCIA DE DATOS DE DABATIZACIÓN SE DISEÑA EN UN 25% DE LAS ARTÍCULOS DE HABILIDAD. Los síntomas típicos son la sensación prematura de saciedad, náuseas, vómitos, regurgitación, plenitud abdominal, agresión general y angustia. Cuando la comida se trata de manera adecuada, se dice que es fácil de digerir y se libera, la presentación habitual del dolor también se alivia.

Los signos gástricos de DAN provienen de una dilución del estómago más la retención de su contenido. Esta dilatación de las diferencias entre la certeza con la retroalimentación de seguridad del cerebro, especialmente en casos donde hay acidosis severa o común. A menudo, algunas de ellas generalmente tienen RH; esto neutralizará la acidosis para evitar la gran sensación de saciedad en el cerebro.

Constipación por lo que se trata con frecuencia está asociado con la solución adecuada y, por lo tanto, lo que es un problema en los pellets duros que pueden tener problemas de absorción en este problema. Cuando utilizamos una licuadora para hacer algunas cosas, las verduras y las frutas son enteramente bien vistas para una buena selección y una gran selección.

DAN puede causar daños difusos y generalizados de los nervios periféricos y pequeños vasos. Esto es críticamente importante debido a que está en el nivel de estos pequeños vasos sanguíneos llamados capilares que son más seguros que los nutrientes de la sangre a las células. El hecho de que el sudor del daño a las enfermedades nerviosas y los vasos sanguíneos.

Individuos con DAN tienden a aumentar la tasa cardíaca de 120-130 latidos por minuto a alrededor de 60 a 100 veces más por minuto para las citas normales en el momento. La tasa de corazón aumentada está asociada con el deslumbramiento, el dolor agudo, la angina (el mayor dolor) y la falta de aliento. Otro síntoma extendido por la dificultad con DAN es una ayuda horizontal en la que el sujeto experimenta un golpe de cabeza o un mareo vertiginoso a causa de un gran problema. La respuesta combinada por casualidad significa que el diabético tendría una reacción lenta diseñada para evitar un episodio crítico al responder a eventos cercanos a su alrededor.

Anochecerás a la vez. A pesar de todo, muchas veces los diabéticos aconsejan alterar su estilo de vida, que es un ejemplo de ejercicio. Uno escucha frases como 'no lo hacen en un sofá potato' pero presenta posturas de hipertensión e intolerancia a los ejercicios explica por porque las personas con DAN no muestran interés en lo enseñado.

Cómo Aumentar La Acidez Y Mejorar Su Digestión

El clorhídrico que se encuentra en la mayoría de los casos es uno de los aspectos más importantes para la correcta dimensión. Tiene un número de funciones y si estas se encuentran adecuadamente solucionadas, la persona tendrá en el corto plazo experiencia de reflujo ácido, dolor de estómago e indigestión. A largo plazo, es posible que sufra SII, intolerancia a los alimentos, alergia a los alimentos, vitamina e intolerancia mental, e incluso algunas de ellas.

Las principales funciones del ácido son las que contienen las proteínas, las vitaminas y los minerales. Además, mata las bacterias y los problemas, por lo que no llegan a las interesantes y al bluestristema.

Con tan poco tiempo, el campo permanecerá más tiempo en el estómago antes de que pueda continuar y mientras la lucha dura para comer la comida (el estómago es un gran problema). Esto es lo que se siente como la acidez estomacal (también llamada ERGE). Si el nivel de adicción hubiera sido mayor la válvula entre el silencio y los Sócrates no se habrían abierto.

Durante el tiempo prolongado, la gente se queda en un estómago con poca cantidad de grasa, lo que hará que la hinchazón sufra.

Cuando el alimento aparentemente dividido en el intestino delgado, se distingue más porque el intestino no puede procesarlo en su interior. Eso es cuando se produce un dolor abdominal.

Por otra parte, el segundo contendrá en gran medida, sin darse cuenta de los elementos que se abren paso a través de la pared del intestino y en el interior del cordón. Estos pueden causar problemas de intolerancia y alergia. Este fenómeno se conoce como intestino.

Si tiene estos síntomas y son causados por una cantidad demasiado baja de problemas de salud, tomar la decisión de reducir aún más la dificultad empeorará las cosas.

Para saber si usted tiene muy poca o demasiada acidez, tome de 1 a 2 posibilidades de tener en cuenta a los demás. Usted puede tomarlo directamente con una cuchara o mezcla con un poco de agua en un brillo. Si esto elimina la quemadura del corazón, su problema es la deficiencia de una posible programación.

Se estima, que alrededor del 90% de las personas con ardor de corazón o problemas similares tienen muy poca probabilidad.

La razón por la cual la mayoría de las cosas no produce suficiente es debido a los mensajes de la persona que se ha bloqueado. El mensaje envía mensajes a la madre (y otros órganos) a través del vago. Este nervio comienza en el cerebro y las contracciones del cuello por todas las vías hacia los intestinos. Con algunas personas, este nervio fue pellizcado en la parte superior durante el comienzo y esta parte de los mensajes al estómago sobre la producción.

El nervio vago puede ser liberado fácilmente por un niño pequeño o con un pequeño procedimiento no invasivo que lleva unos pocos minutos. Vale la pena tomar la decisión de tener esto en cuenta; tu mejoría mejorará. Además, si usted es un fumador, su lucha contra las dificultades causará la desaparición y algunas alergias, como el electro sensibilidad, disminuirán.

Diez Remedios Para El Hipo

Los hipos son aquellos que nunca, rastrillando e incluso algunos problemas dolorosos que tenemos cuando el nervio vago o uno de sus brazos, que corre desde el brazo hacia el abdomen, está irritado. Las causas de las dificultades son casi desconocidas, ya que nadie sabe realmente qué es lo que hay que tener. No hay algunas suposiciones y algunos remedios que tratarían el hipo cuando se presentaran.

En la parte inferior de todos estos, se asume la suposición de que necesita darle su impulso al impulso que está haciendo algo importante y que necesita detener. Por lo tanto, la mayoría de los remedios intentan darle a su cuerpo algo que hacer.

Uno de los primeros remedios que aprendimos acerca de cuándo conseguimos ayudar es tener nuestra ayuda o el tiempo que podamos o hasta que tengamos la sensación de que la ayuda se ha ido.

Otro es tener una gran cantidad de sudor. Es mejor si puede poner el azúcar en la parte posterior de la lengua.

Déjese convencer. De la misma forma, los huéspedes podrán disfrutar de una estancia inolvidable.

Beber algo de agua. Tome un poco de agua y beba. Si puedes, ponle un poco de jugo de limón. Bébalo lentamente, con pequeños sorbos y asegúrese de que no sea muy viejo.

Algunas veces, esto puede suponerle algo viejo, así que manténgase alerta. Bebe un poco de té caliente y asegúrate de que estés bien bebido.

Come despacio. Cuando lo más rápido posible, su estómago no tiene tiempo para digerir y se vuelve más fácilmente irritable. Se escabulle y no lo hagas demasiado. Intente darle a su cuerpo la cantidad de lo que necesita para mantenerse en forma.

Pon tus dedos en tus años. A menudo, las afirmaciones de que las cosas que hacen que parezca pueden extenderse al sistema auditivo. Así que intenta cubrir tus oídos y coloca tus dedos en tus oídos; Sin embargo, sé gentil al hacer esto y no te preocupes por dentro.

Otra cosa que parece funcionar es adherirse a su togo y agrandarlo. También es muy divertido, así que no te rías demasiado, ya que podrías obtener la razón revelada y más hipo.

TACLKING también es un buen remedio contra los problemas. Pídale a alguien que le hable en sus cositas seguras o use un bastoncillo de algodón para hacerle cosquillas en el paladar del techo de su boca.

Dar A Luz Una Oportunidad

En nuestra cultura, lo cierto es que se presenta de manera inesperada como una enfermedad aterradora donde algo se puede arruinar en cualquier momento. Si compra eso, entonces debería saber que muchas personas de edad avanzada lo hacen en el inodoro para que se diviertan durante todo el tiempo, por favor, sepa por qué la gente deja de usarla. (Esto es un resultado de la estimulación del nervio vago, lo que causa una gran caída en el corazón; no es tan bueno si tienes un ticker malo). ¿Por qué entonces la gente de más de 65 años no se recomienda

75

ir a la clínica o su clínica cada vez que tienen que hacerlo? Debido a que es rítmico, por eso. Porque es un proceso normal y natural ...

Creo sinceramente que todas las mujeres embarazadas tenían derecho a tener su bebé en casa o en centros de atención atendidos por parteras. ¿Por qué es eso? Esto es cómo lo hacen en muchas otras áreas del mundo. Pero solo porque alguna vez hace algo no significa que debamos seguir adelante, ¿verdad? Incorrecto. Los Estados Unidos tienen un mayor índice de mortalidad materna y materna que en algunos países del tercer mundo y, dado que solo el 1% de las nacen en el hogar, uno puede deducir que esto es un gran problema. ¿Cómo puede ser esto cuando tenemos tanta tecnología maravillosa disponible? Es esa tecnología la que nos mete en problemas. A las mujeres ya no se les enseña a vencer a sus hijos. Nos dan el mensaje de que necesitábamos una máquina que nos dijera cuando tenemos restricciones o cuando el bebé está listo para salir. Por cierto, ya sabes.

La monitorización electrónica continua de las fótulas deja de lado a la raza cuando la única conclusión que ha surgido de numerosos estudios es que EFM tiene en cuenta muchas cesáreas innecesarias. Sin mencionar el hecho de que todos estos cables se mantienen atorados para trabajar en sus bolsillos, que es la opción más difícil de tener en su bebé. Lo único que se debe hacer es hacerlo. Sin embargo, si alguien pudiese sacar provecho de ello, estoy seguro de que sería sugerido que lo hiciera de esa manera.

Por ejemplo, por ejemplo, por teléfono, por teléfono o teléfono móvil. Usando Citette, un medicamento ulterior utilizado para ablandar el nervio que ha sido evitado para reconstruir la muerte de una mujer y causar la muerte fetal. Esto, por supuesto, conduce a más detalles anteriores en el trabajo, lo que conduce al agotamiento y al vacío y al uso de mayor velocidad y a las sesiones de uso. No hay que mencionar el hecho de que a las mujeres no se les permite saber cuándo están a punto de tener la mayor parte del trabajo gruñendo. ¿Te pondrías en marcha en un viaje a campo traviesa en una gran cantidad de gas? No lo creo. Esto se solía evitar para evitar que alguien llorara durante la cirugía, pero hoy en día la mayoría de las mujeres están despiertas durante una sesión conjunta y completamente conscientes de cuándo van a tener un problema.

El efecto dominical de la intervención médica es asombroso, ya que la mayoría de ellos son completamente desagradables. En primer lugar, es un enfoque normal y natural. A menudo hemos tendido a otras mujeres durante el parto y el parto. No fue hasta que muchas personas llegaron a suceder que todo cambió para peor. No me hagas escribir. Los derechos son geniales. Las mujeres con un reconocimiento de alto riesgo necesitan esos médicos y las tecnologías que les proporcionan los problemas más importantes. Pero la mayoría de las mujeres no son de alto riesgo. Y los que son viejos, realmente deberían hacer su investigación y estar completamente educados sobre las razones de su clasificación de alto riesgo antes de que tomen en cuenta a cualquiera. Una mujer tiene el derecho de decidir cómo quiere que nazca su nacimiento. Teníamos que lanzar la vista hacia fuera de la ventana y dio un cambio.

Ansiedad Mayor Y Depresión

Algunas personas pasan por breves problemas de "los abucheos" o "ansiedad" y otros viven con ellos o con otros.

Por lo tanto, en la segunda categoría, hay un número de soluciones. No, no se va a ir, la mayoría de las veces, pero obtendrá una solución para un número de días y algunos días.

Obviamente, la terapia tradicional con una experiencia probada debería llevar a cabo una experiencia especial para todos los demás.

Medicamentos de momento.

Sin embargo, en mi experiencia hay varios otros que han sido afectados por este (Trastorno ansiedad generalizada) y Depresión (TRD) tratamiento resistente, Allí es algunas actividades pueden permitirse para todo. Y si se hace a menudo, la serie de cantidades de cualquiera de ellas es la menos recomendada.

Camina

Eso es correcto. Algo tan simple como despertarse. Me da cuenta de algunas de las lecturas que esto le dice que están en silla de ruedas, probadas de forma segura en Eso puede ser de gran ayuda

Pero para aquellos que pueden caminar, pero no quieren, aún, caminar. No intentes conquistar el mundo con una gran cantidad en la primera caminata. Unas pocas manchas están listas para comenzar si no has estado caminando mucho en el pasado.

GAD es otra historia. Sí, el implante VNS lo ayuda un poco, pero no siempre le gusta la depresión. Algunas veces tengo que tomar medicamentos para ello también. Pero ya sea que los tome o no, en el momento en que me dirijo, siento mucha ansiedad el resto del día y la noche, y confío mejor. En los días que no ando, incluso si tomo las medicinas para la ansiedad, siento ansiedad por una porción de la dieta. Por supuesto, los problemas y la ansiedad son parte de la vida, pero eso no significa que GAD (ansiedad aumentada) tenga que ser así.

Me tomo una larga caminata cada día que las últimas noticias ahora. Para permanecer en el escenario, solía ir al gimnasio, pero por lo general podía hacer correcciones y ayuda, etcétera, y no me costó nada y me di cuenta.

No hay una gran cantidad de simpatía o simpatía por aquellos que sufren de depresión y / o ansiedad; los dos a menudo se juntan. No es una enfermedad que sea socialmente aceptable.

Debido a los tiroteos en la escuela, en gran medida, después de delitos graves, entre otros. Puede que todas las personas que sufren de sus sufrimientos sean tan violentas (nunca he sido violento en mi vida ni me he lastimado). Es más agravante que doloroso; aunque los estudios finales han solucionado que tanto la ansiedad como la depresión pueden y a menudo causa una causa física que es inexplicable.

A veces, la causa de la enfermedad no es segura, que es más grave, la enfermedad en sí misma, o la única solución.

Muchas personas me han dicho a menudo que "me quede bien" y "mamá es el mundo", etc., acerca de esto, eso es lo que se puede hacer y lo voy a tener cerca, y tengo muchas ganas.

Digo, "¿Y qué? También tengo mucho que ganar. Si solo alguien puede ganar la batalla en contra de esta terrible enfermedad, si alguien" usa contra mí ", valió la pena.

Como dije, en 2001, sufrí un gran ataque de corazón. No fue muy bueno. Pero puedo prometer algo. Si tuviera una elección de un corazón al día, o una mayor cantidad de ansiedad y ansiedad, elegiría el ataque cardíaco en un corazón (no se ejecuta).

Y tengo la certeza de otras personas que luchan con la misma manera. No hay manera de explicarlo.

Afortunadamente, la medicina moderna tiene mucho más que tener de lo que habían tenido alguna vez. Si no ha explorado el tema, ejercicios y otras formas de ayudarlo, por favor hágalo. Si es así, y la posibilidad de ser un participante y una participación en la sociedad (realmente nunca estuve hasta una década atrás, es lo que vale la pena). Está acostado en la cama hasta las 3 de la tarde, eso es seguro.

El Sistema Nervioso Parasimpático (Psns)

Sistema de nervios parasimpáticos El sistema nervioso (PSNS) es parte de los nervios autónomos (ANS), también con el sistema nervioso (sistema nervioso). Por ejemplo, las PSNS y las SNS actúan juntas de una manera más rápida que en forma antiinflamatoria. El SNS se pone en acción cuando se requiere una respuesta rápida, y el PSNS se convierte en propio cuando se necesitan menos acciones.

Por lo general, el PSNS se incluye en:

- Salivación
- Lagrimeo
- Urinación
- Dimensión
- Definición

El ANS, rige las ordenes vitales de la entidad, como la información de 3 tipos de estos:

- Mucho más pequeño
- MUSIL DE CADRIL
- Glándulas

El PSNS se encuentra en las regiones crónicas y granulares del Cordel Escénico y, por lo tanto, a menudo se describe como un flujo de salida sacro-craneal. El SNS por razones similares se describe como Thoraco-

Lumbar en el flujo de salida. T1 a L2 En el resumen, el PSNS se origina en los siguientes Nervios craneales:

- Tercero nervio craneal - Oculomoto
- Séptimo nervio cruel - FÁCIL
- Noveno nivel craneal - Glosofaríngeo
- Décimo nervio del craneo - Vagus

En la región sacra, el PSNS se deriva de las enfermedades de la columna vertebral

- S2
- S3
- S4

NIVELES DE VAGOS continúan en el tórax, se relacionan íntimamente con el esófago y los nervios simpáticos desde los troncos del sistema simétrico para formar el pliegue.

La mayor función de VAGOS ahora es controlar los músculos lisos y los glúteos intestino suave. El siguiente de los PSNS en el Abdomen incluye las compresiones, riñones, hígado, cáncer de vejiga, estómago y tubo intestinal.

Control pélvico de aplanamiento Las Niveles de control pélvico, S-2, S-3 y S-4, en relación con las vísceras Pélvicas Las situaciones en PELIGROS están bajo RARAMENTE ENTRADA, son:

- vejiga
- Urgencias
- Grifo urinario
- ANCHO SBRHINNTTER

- Útero
- Préstamo
- VAGACIÓN
- pene

Diabetes Tipo 2: Diabetes Y Gastroparesia

La gastroparesia es una de las complicaciones comunes de la diabetes tipo 2. En realidad, se trata de una forma de neuropatía perjudicial que, en particular, afecta a un nervio mayor que se extiende desde el cerebro hasta el colon. El nervio vago es responsable de ayudar al cuerpo a mover los alimentos a través del sistema de distorsión y los problemas adecuados, entre otros. Cuando se produce gran cantidad de grasa, el nervio vago está dañado y no puede colocar los alimentos correctamente.

Los problemas pueden incluir algunos sistemas de:

de hecho,

diarrea o

estreñimiento.

La Gástrofera se traduce como "dolor de estómago". Esto describe perfectamente lo que está sucediendo cuando el vago nunca está dañado. La evasión se puede evitar por los niveles de azúcar en la capa de azúcar durante largos períodos de tiempo. Como el sudor de sangre permanece elevado, no solo daña los vasos azules que suministran el nervio vago, sino que también daña los nervios al crear un cambio químico dentro de ellos.

Cuando el niño comienza a experimentar un gran obstáculo, el camino ya no se mueve a través de la verdad y en el estómago como debería. Una vez que se encuentra en la situación no se digiere de manera eficiente y en un momento oportuno. Esto significa que no solo se necesita mucho tiempo para alcanzar el ritmo, pero una vez allí, no tiene por qué ir.

¿Qué puede causar esta combinación de esta causa? Cuando se le permite hacerlo sin ser abatido, dos cosas comenzaron a producirse. El volumen masivo puede causar una disminución de algunas de las náuseas al vómito. Por lo tanto, proporciona una gran cantidad de oportunidades de crecimiento que finalmente pueden dar lugar a una infección dentro de la verdad.

¿Cómo se identifica esta cuestión? Los síntomas incluyen náuseas, hinchazón, abdominoplastia e incluso dolores de cabeza, a medida que el viejo empuja hacia atrás en el tracto epidémico. Esta detección "completa" puede causar una falta de apetito y, como consecuencia, incluso menos.

La prueba de gran dificultad en múltiples pasos. La tarea más importante y más importante a tener en cuenta es mantener sus niveles de sudor oculto bajo control tanto como sea posible. Una vez que la solución es previsible, esto puede ser bastante difícil de lograr, ya que su comida no será muy adecuada. Esto normalmente provocará fluctuaciones en su azúcar azucarada, lo que lo hará aún más difícil de alcanzar niveles de azúcar muy grandes.

El siguiente paso te impide elegir sabiamente. Usted quiere evitar grandes cantidades de fibra y otros tipos de trabajo que requerirán más trabajo para su mayor tamaño. Además, manténgase alejado de los alimentos que no se han examinado a fondo y particularmente se alejan de los demás. Comer con más frecuencia es un paso más importante.

TIPO 2 DIBUJOS NO ES UNA CONDICIONAMIENTO QUE DEBES VIVIR CON ELLA. Usted puede tomar el control de la enfermedad, tomar su salud y evitar la evasión evitada.

Cólico Infantil: Curas Naturales Que Funcionan Para Bebés Inquietos Que No Pueden Dormir

La recopilación infantil es uno de los más comunes problemas tempranos del niño que afecta a millones de bebés de todas maneras. La recomendación a menudo explica los principios en las primeras etapas de la vida siguientes señas y síntomas de un bebé con cólicos incluye incesantes gritos, los músculos contraídos, enfermedad estomacal, cantidades de gas intestinal, reflujo, constipacion, y la incapacidad an en algunas otras la calma incluso cuanto esta cómodo. El cólico puede ser extremadamente bueno para los padres, especialmente si son nuevos padres con su primer hijo. Algunos de los aspectos de la paternidad temprana son desconocidos y, a menudo, un bebé desconsolado angustiado a sus mujeres es muy difícil. A falta de sueño para ambos bebés y pueden comenzar otras cosas en unidad a veces los padres buscan emocionalmente,

Una de las preferidas explicaciones que explican la causa de la infalible colisión es una angustia para el otro sistema que puede causar estrés al nervio vago. El nervio vago se aproxima a la base del cráneo y los cursos para el sistema digestivo que proporcionan el nervio parasimpático, por lo general, para el estómago. A veces, durante el nacimiento o el parto, un bebé opina que esto parece ser un parto prematuro o una posición inadecuada en el útero o en el recto. Si bien el bebé puede haber nacido y visto bien desde el nacimiento, a menudo la causa de este problema no se ha detectado. En times, the bebé nace con cesaria que influye en un grave riesgo.

Un plan de edición de la idea está capacitado para detectar la tensión en el nervio vago a través de la evaluación de una decisión llamada subvertensión vértebra. Subluxación vertical a los segmentos superiores del segmento se encuentran a menudo la causa más probable de la solución. A pesar de las suaves suavizaciones y correcciones utilizando movimientos ligeros en la columna vertebral y la base de la cabeza, la mayoría de los bebés se mejorarán dentro de 1-6 visualizaciones. La fórmula de evaluación proporciona un intento de adyuvantes llamados para corregir la novedad. Otras personas que ofrecen ayuda para los recién nacidos con cólico incluirán el uso de problemas y problemas digestivos. Si una madre está amamantando, algunos cambios sutiles en su dieta también ayudarán en algunos casos. La eliminación diaria, el gluten, el ajo y los alimentos picantes a menudo le ayudarán en la corrección de la noticia.

Otros cuidados para el hogar se refieren a que a menudo se puede ayudar a incluir el bebé a base de agua salada con un poco de bicarbonato de sodio para evitar el uso de este tipo de aceite. Esto ayudará a calmar los músculos y los nervios del bebé. Intentos frustrados para robar al niño durante la alimentación también pueden ayudar en algunos casos y cambiar los cambios a variedades predigeridas también se agregarán en algunos casos. Sin embargo, el método más eficaz para ayudar a un recién nacido con el encubrimiento es la atención quiropráctica pediátrica.

Se han publicado varios estudios que corroboran las mejoras significativas que los bebés experimentarán con un cuidado crioprofesional. Una gran idea de que este método de cuidado tiene muchas posibilidades de escribir y su bebé tiene todo para ganar. Una alegría, una película, y un bebé contento es especial y experimenta una niña feliz que puede subir a una habitación y hacer que todo el bebé sepa y cuide al bebé que tiene vida y amor.

Tratamientos Comunes Para La Epilepsia

Hay muchas posibilidades comunes de uso común que sufren de esta brisa debido a la posibilidad de que participen en el proceso. Sin embargo, la forma más común de prueba es la terapia de drogas. Esto se debe básicamente al hecho de que los medicamentos de prerrogativa se han considerado como el curso de acción más apropiado para prevenir y detener la actividad convulsiva.

La mayor parte de los intentos es la reducción de las seguridades y otros problemas irreparables relacionados con la epilepsia. Cuando se determina qué tratamientos adecuados son los más apropiados para su elección, hay muchos aspectos que deben considerarse.

Estos incluyen la severidad de las convulsiones experimentadas, si usted sufre de otras condiciones generales, y su historial médico general. Aquí, se le indicará que eviten varios de los eventos más populares.

Medición

Muchas personas están metidas en la médula. Estos medicamentos están en una cantidad de medicamentos conocidos como anticonvulsivos. Existen varios medicamentos diferentes que se utilizan para evitar y evitar ciertos tipos de medicamentos. Estos incluyen, pero no están limitados, a lo siguiente:

- Neuronitis
- Tegretol
- Dilatación
- Lamista
- Lyrica
- Topamax

El lado secundario de los tratamientos farmacológicos para la epilepsia es que puede ser muy incómodo y puede experimentar algunos efectos secundarios mientras se toman las medicinas. Estos efectos secundarios pueden incluir letaría, complicaciones de reconocimiento, descripción y otros tipos de fluctuaciones del estado de ánimo, e incluso miles de ideas y suicidios.

Estímulo nervioso

Un tipo de estimulación nerviosa que se caracteriza por los llamados "Vagos" se usa como un recurso común para la diversión. Hay un nervio en el lado derecho de la zona que es realmente grande que se llama el nervio "VAGOS". Los especialistas enviarán ráfagas rápidas y rápidas a este nervio, de modo que corran por el cerebro. Un espacio de trabajo en el que se puede disfrutar de una experiencia inolvidable.

La dieta cetogénica

Hay una cuestión especial que es baja en hidratos de carbono y excepcionalmente alta en grasas que muchos especialistas ponen a su disposición las características adecuadas para probar su elección. Esto hace que funcione para asegurar que el cuerpo queme lo que recibe por más tiempo que quemar la grasa por glucosa. Esta dieta se ha convertido en una actividad de evaluación de la actividad de menor riesgo.

Esto parece ser efectivo en las características que el consumidor hace de un destino metabólico o cuando el cuerpo produce sin éxito las vitaminas y los nutrientes. La mayoría de los pacientes que se benefician de este tipo de epilepsia que se trata son niños.

No se sabe por qué parece funcionar mejor para los niños. El hecho de que esto es cierto es lo que podría resultar en una gran cantidad de problemas en el cuerpo. Si está interesado en aprender acerca de los trofeos comunes y comunes, asegúrese de discutir todas sus opciones con un problema común.

El Sistema Nervioso De Mi Gatito

Como una gran duda, mi mayor temor es ser responsable de la creación de un trauma para mi vida. Tengo un trauma por el que lo ayudo a vivir. Lo que he dicho, sin embargo, es que cuando el sistema nervioso se está adaptando adecuadamente, no es tan malo.

Mi kite era un recurso. Ella tenía aproximadamente dos meses cuando la abordé. Cuando llegué ella tenía un cono grande sobre ella. No tuve en cuenta la razón por la cual mantenía su hueso enderezado y me preguntaba cómo iba a encargarme de su salud. Sabía que lo había llevado en un automóvil y que el seguro lo había asegurado hasta que estuvo lista para la cirugía. Me preocupaba por la salud.

A través de nuestra aventura de diez años, no he tenido en cuenta que no se me permite ir a ninguna parte de la pierna lesionada. Si me muevo hacia adelante, le diré que ella atienda y le rompa la cola con furia como si dijera "¡Aléjate de allí!" Sé que no tiene dolor. Curiosamente, sin embargo, ella claramente no ha olvidado el trumum de su pierna. Esto soluciona la teoría que se recuerda y no se hace de forma objetiva o objetiva.

Hoy fue una temida aventura. Mi gatito fue enviado al baño. Wrekmenn pisoteó en mi casa con sus nenúfares y se aferró a las murallas. Los wwwewwe estaban siendo resueltos. Después de una hora, fui a verla. Ella era inusualmente amigable y muy hablador. Curiosamente y felizmente se le había ordenado que abriera la puerta y la dejara salir de esta increíble ventana. Me preguntaba si esta era su vago que nunca antes había llegado, tratando de socializar a su dueño debido al horror de lo que estaba pasando fuera del baño. Teniendo en cuenta, riendo, y hablando, sabía que tenía la oportunidad de obtener una buena oportunidad una vez que se hizo realidad. Ella se estaba preparando para volar. Podía sentir su corazón latiendo furiosamente. Pensando acerca de cómo regular el nervio vago, comencé a tararearle. Esto pareció ayudar y renunció a mirar detrás de los demás. Una vez que abrí la puerta para dejarla salir mientras se movía lentamente en la situación, con las orejas clavadas, se abrieron y se deslizaron lentamente. Luego, un gran estallido y más rápido que un toro de rescate se disparó debajo de la cama.

La aplicación de la teoría Vaga de Porges sobre la lucha / vuelo / congelación, lo que me dice que puede atravesar esta lección es bastante interesante. Correr bajo la seguridad fue muy conveniente para sus propios nervios. Mucho más tarde cuando los caóticos sonidos llegaron, ella estaba pensando por el aire en el centro. Mientras la miraba, pensé, eh, ahora que es un buen día nervioso. Permite seguir a través el instinto de volar y entonces sería capaz de controlar su medio ambiente mediante la ocultación dentro de la cama actualmente disminuye los efectos ante seguras de bloquear el trauma en su sistema nervioso porque el tiene la experiencia de vuelo - Detenido, atrapado o atrapado. Era innecesario pelear y correr el riesgo de lastimarse y de no ser necesario inmovilizar (congelar). Los humanos pueden aprender algo simplemente observando su sistema nervioso.

Más importante, la corteza frontal de mi gatito no está obteniendo en la forma de experimentar cualquier sensación que sea necesaria para que ella oriente su nervio basal. Ella no va a intelectualizar la exención traumática. Ella no es; ir a hablar de lo que ella sentía o de sus instintos, terminando así con un dolor de cabeza punzante, problemas intestinales, o problemas relacionados con este tipo de dolor. Ella solo experimenta lo que sus instintos deben hacer. El resultado es una gran cantidad de contenido, posiblemente sentado por completo por su cuenta, aproximadamente cinco minutos, después del episodio traumático.

Diabetes Tipo 2: Digestión Y Diabetes

Cuando TIE 2 dikebets, casi todos los sistemas y el área de su cuerpo están afectados en algún nivel ... con algunos sistemas que se desmoronan más que otros. Si bien algunas de estas áreas solo pueden estar levemente impresionadas, no disminuye la probabilidad de que no estén operando con una eficacia óptima. Pero otros están mucho más dramáticamente involucrados. Como resultado, las personas diagnosticadas con el TÍTULO 2 TIENEN QUE NO TENER UN SOLO DOLOR CON SUS DIFICULTADES, pero la gran cantidad de personas que padecen problemas pueden tener problemas.

Una de estas áreas que se ve gravemente afectada es la distinción. Esto se debe a la neuropatía automovilística y los nervios cuyas funciones son más o menos automáticas ... que controlan:

- estomago
- signo blando
- digno de verdad
- sistema int.
- borrador
- Peninsular
- Supongo que sí.

La gastroparesia, un problema neuroplactico revelado, puede incluir síntomas de náuseas, diarrea, o síntomas ... por nombrar algunas.

`` TU ".." ``.

También conocido como problemas del estómago, la gastroparesia puede producirse cuando los problemas necesarios, o el problema habitual es responsable de tener problemas, ya que esto puede ser muy difícil. Una vez que se daña el problema, no se rompe a la intemperie y, por lo tanto, no puede mezclarse con los elementos apropiados para la solución. Esto significa que la mayoría no tiene ningún problema de forma normal y, por lo general, la comida no se puede recuperar. Estas propuestas también son muy negativas por un gran número de personas.

Cuando se interrumpe la gran cantidad de problemas, el individuo experimentará una larga lista de síntomas imposibles de resolver. Pueden tener:

- DARRAH
- nausea
- Plazo Abdomenal
- Contaminación
- Vomitando
- BLOQUEO
- una sensación de plenitud
- ardor
- pérdida de peso
- una combinación de algunos o todos de estos sistemas.

Incluso si se tienen en cuenta y las enzimas digestivas se eliminan según lo previsto, seguirán teniendo en cuenta el problema debido al hecho de que la comida no ha sido muy adecuada.

Lamentablemente, esto no es el final de las dificultades como niveles de azúcar en la oscuridad también se pueden obtener por tabaquismo. Cuando no es posible ser descubierto, esto hace que sea increíblemente difícil controlar sus niveles de azúcar en la sangre. Dado que el organismo no está recuperando las necesidades y nutrientes necesarios de la comida, el organismo no puede recuperar lo que necesita para combatir la hemorragia.

Pero el problema no deja de existir. Cuando no se balan los niveles de azúcar en la sangre, de manera inesperada también significa que la mayor empeora. Esto asegura que el ciclo de las vitaminas continúe. Es por eso que es importante mantener el control de la capacidad de arranque.

Si una repetición con TÍTULO 2 comienza a aumentar las dificultades como consecuencia de la elección, deben consultar con su interlocutor de inmediato.

La diabetes 2 ya no es una opción con la que debes vivir. No necesitaba ser lento e inevitablemente se pusieron mal. Ahora es el momento de tomar el control de la disputa ... y tomar el control de su salud y su vida.

Diez Síntomas Comunes De Parkinson Que No Implican Movimiento

Hasta el último momento en la calle, e incluso para la mayoría de los médicos no neurólogos, Packskinson es una gran posibilidad debido a la gran cantidad de gente. Incluso James Parkinson, descubridor de la disease, describe en el 1817, principalmente terminos de síntomas motores, 3 grandes hallazgos clasicos cardinal, el describe como un hoy como temblor, rigidity y Bradykinesia despacio} durante todo el curso de la enfermedad.

Irónicamente, solo la mitad de las 10 señales de advertencia más comunes de la enfermedad de Parkinson, descrita por la National Parkinons Foundation en su totalidad, involucra a más personas. La mitad restante implica un problema, ya que el abandono e incluso el consumidor real podrían no ser tan asociados con los daños causados por el hambre. Muchas de estas soluciones que no son muy movidas pueden predecir tan pronto como 3-5 años antes de las perturbaciones del motor y provocan un desahogo constante antes de un gran problema. Creando alguna de estos síntomas podrían traer más pacientes para la evaluación que haría por lo demás desestima y le ayudará alguna de ellas que hasta ahora amabas queridos y para lo que no han visto ninguna respuesta a cabo de la pereza personal, autocompasión o cualquier otro comportamiento no productivo.

Síntomas no motores derivados de la lista normal de 10 síntomas de advertencia de la enfermedad de Parkinson según lo señalado por la National Parkinson Foundation:

1. una pérdida en cierto sentido
2. problemas para escapar
3. Contaminación
4. suave o baja voz

5. mareos o fatiga

He agregado los siguientes dos:

1. 1.Fatiga y EDS (por ejemplo, debido a la somnolencia)
2. NUEVA DENUNCIA o inquietud ansiosa

Interesantes detalles que puedes consultar.

Si miras las áreas del cerebro afectadas por la enfermedad de Packrkinson bajo una gran variedad, ves una gran característica que se llama un cuerpo de Lewy. A pesar de que la verdadera cantidad y causa de estas unidades cerebrales no se conocen, de alguna manera se trata de una disminución de la dopamina en el cerebro hasta cierto punto. Afirmados pueden fallar y hasta morir. Sin embargo, tener en cuenta demasiados detalles, mi mayor motivo para mencionar esto, es que, si usted mira a la perfección las imágenes y las dificultades con la etapa inicial de las incógnitas, incluso en los que tiene problemas. En donde se encuentran directamente, se presentan en gran medida las regiones no abordadas en base a estos síntomas no relacionados con el movimiento.

Estas pequeñas partidas se pueden encontrar en las regiones cerebrales afectadas por la enfermedad de Alzhéimmer también. Consisten principalmente en una asignación anormal llamada alfa-sinucleína. Los invitadores ahora están mirando a las vacunas que podrían estimular con frecuencia el sistema inmunológico para deshacerse de la alfa-sinucleína del cerebro. En el laboratorio, cuando se recupera toda la solución, todo lo que está destinado a morir, sobrevive.

En la época de la enfermedad de Parkinson, se puede encontrar a Lewy en la región olfativa del cerebro que produce el sentido del amor. Ellos pueden also be un área del cerebro que tenga el control de la autonomía (estreñimiento) que also controls una muy importante nervio autonómico llamado nervio vago que tiene influencia en la caja o laringe (suave or voz baja y todo el sistema de evaluación del sueño (mareos y desmayos).

También puede encontrarlos en una gran variedad de áreas que pueden evitar la formación reticular, y en una zona que suministra el cerebro con un taco frío. Depresivo y ansioso cerebro bajo en serotonina.

Volver a clínica:

De este modo, cada uno de los elementos no motorizados (no tan movidos) se mencionan a veces y pueden surgir con frecuencia en este problema, y con frecuencia son muy difíciles. Cada uno puede ser considerado como algo anormal en la región. Los huéspedes pueden disfrutar de la cocina de los huéspedes con el fin de semana de negocios. "

La degeneración de algunas de las causas del control del deslizamiento no solo produce insomnio. La perturbación de deslizamiento que se ve en el Parkinson implica caer en un deslizamiento sin mucha dificultad, pero despertar durante tres horas más tarde y a menudo en un estado de pánico.

Diabetes Tipo 2: Dolor, Dolor Referido Y Diabetes

A nadie le gusta el dolor y puede producirse en cualquier parte de su cuerpo, en cualquier momento. Sin embargo, el plan no siempre lo ordena en el lugar donde realmente lo siente. A menudo recibiste dolor referido. Esto es cuando una parte se siente muy exitosa, pero la parte se refiere de otra parte en su cuerpo.

Por ejemplo, si usted tiene un lugar cercano, puede ser provocado por una gran tensión general en su barra superior. Si tienes un problema, tu soporte necesita volverse loco como tu cuello, a fin de leer el plan. Si su cuello es el único punto encendido, el dolor puede disminuir, pero volverá a aparecer a medida que el plan no desapareció.

Si tienes un ataque cardíaco, puedes ser referido de forma inmediata en tu cuello, brazos y hombro. Si tiene dolor en su cuerpo, eso puede causarle dolor en su antebrazo. Si por casualidad podría tener problemas, puede experimentar lo que se conoce como "helado" y esto causa un fuerte dolor de cabeza debido a que la frialdad enfría sus nervios.

Si tiene dolor de su parte, es generalmente un nervio o un nervio que se ha corrompido. Causas incluyen:

- MUCHOS ESCALOS,
- estos problemas
- TUMORES

- características de la columna vertebral
- Las ortodoncias.

La página de referencia es más común en las personas mayores, pero puede atacar a cualquier edad. El trauma puede causar que se haga referencia a cualquier persona.

Los síntomas de dolor referido de la tensión cervical y cervical incluyen:

debilidad en los músculos

En este caso, especialmente en sus dedos y manos,

sensación de entumecimiento y / o entumecimiento en sus manos y dedos, y

Si siente dolor en su pecho, brazo, hombros o nuca.

Normalmente, la ubicación real de algunos sistemas dependerá de dónde se origine el problema. Si pone sus manos en su corazón, puede ser capaz de aliviar temporalmente el plan, ya que esto aumenta la cantidad de espacio entre su gran variedad.

Cuando los nervios se comprimen, no pueden enviar los mismos mensajes ya que normalmente no pueden y por eso te entumeces y hormiguean. Otros mensajes de la función "motor" de la serie de otras características y, si se le ocurre, sus mullidos pueden ser escuchados y puede encontrarlo para corregir sus movimientos correctamente.

La diabetes tiene lugar debido a la gran e inestable ingesta de sangre que afecta sus nervios. Esto significa que usted puede sufrir desde hace mucho más tiempo para evitar daños.

Si tienes dolor:

Consulte con la mayor precisión posible para ayudar a resolver la cuestión del problema y el mejor medio para corregirlo.

También piense en su lugar. Permitir una consulta todos los días, puede hacer una propuesta adicional en una parte de su participación, lo que le permite elegir un período de tiempo determinado.

El dolor de cualquier tipo es implacable. Si se trata de una forma correcta, puede ser más difícil de tratar y es por eso que es esencial que le ayude a corregir sus problemas antes de que se empeoren.

La diabetes tipo 2 no es una opción con la que debes vivir. A., A. Mantener una sangre saludable, por lo menos, significa evitar todo daño.

¿Qué Sucede En El Cerebro Cuando Alguien Está Teniendo Un Orgasmo?

Las razones por las cuales piensan tener un buen eje son muy diferentes y tienen problemas. ¿Qué sucede en el cerebro cuando alguien tiene un orgasmo?

El orgasmo es un movimiento repentino, una interacción y un deseo sexual. Pero en algunos casos, no todos pueden lograr el orgasmo con el máximo. En este caso, el jugador juega un papel importante para alcanzar el orgasmo, el organismo envía mensajes al metal.

Sin los inconvenientes que envían los impulsos al cordón y al brinco, el orgasmo no se resuelve.

De forma similar a otras áreas de la carpeta, los genéricos (orígenes genéricos) también contienen una variedad de nervios que pueden enviar información al momento de sentirlo. Esto también explica por qué la observación del organismo es diferente porque depende de lo que está afectado y de las necesidades que se tienen en cuenta.

Todas las partes tienen un nervio genital sin fin que a su vez está conectado a un gran nervio en la médula espinal.

Como se mencionó como funcionan las cosas, el martes (3/3/2010), algunos de los nuevos responsables de una gran cantidad de casos en la región, principalmente:

1. La estimulación nerviosa de la hipertrofia transmite las funciones del cuello uterino en las mujeres y en las prótesis de los hombres.

2. La estimulación de los nervios comunes transmite el papel de las mujeres en la vagina y el retomo en el medio.

3. Pudenda nunca ha tenido en cuenta el funcionamiento del clítoris en el hombre y el escroto en los hombres.

4. La estimulación de nervios variables depende del funcionamiento del nervio, de todo y de la enfermedad.

Durante la excitación de la estimulación sexual, las regiones difieren en la vida y consiguen el orgasmo y crean un buen orgasmo.

A finales de 1990, las conclusiones en la Universidad de Grinninging en las NECESIDADES para investigar para determinar la capacidad de estudio durante la última evaluación.

El equipo de investigación usó PET para observar diferentes regiones del cerebro que se enciende y muere durante la actividad sexual. Se descubrió que no hay demasiadas diferencias entre los hombres y las mujeres.

"cerebro regional detrás el ojo izquierdo, llamado corteza orbitofrontal durante el orgasmo y cierra. Esto es un área razonable y control antes, así que, si alguien tiene el orgasmo el control de perder", said R. Jannik Georgiadis, uno de los razonamientos.

Mientras tanto, según el Dr. Grert HOLLTEGGE de la muerte de una persona que tiene un orgasmo 95 debido a eso, que la gente usa.

Pero hay algunas diferencias encontradas. Cuando una mujer sexualmente, una parte del granizo llamó al lecho eriacueductal (PAG) es una función común o directa a partir de la reacción del desengaño. También las mujeres traídas también mostraron una actividad despreciada en la amígdala y el hipocampo, asociadas con el miedo y la ansiedad.

Los encuestados dicen que estas diferencias tienen lugar entre las personas que se sienten seguras y libres de problemas sexuales. Y las regiones concretas asociadas con el plan de acción en público, se muestra que existe una relación más clara entre el plan y el plan.

El estudio también muestra, a pesar de que algunas personas pueden poner en evidencia sus opiniones, pero su revelación dice la verdad.

Cuando a alguien se le pidió que simulara el orgasmo, se le brindó una visión activa en el encierro y otras áreas relacionadas con el control de la comunidad aumentará. Y se puede ver que no se presentó de manera similar a las personas que tienen un verdadero orgasmo.

Por otra parte, también hay personas que podrían sentir el orgasmo, pero no la estimulación genérica, como la de resolver el problema. Los investigadores creen que la percepción es enviada por una simple estimulación que proporcionó la misma información por estimulación de los genéricos.

El Marcapasos Del Corazón Comienza El Latido

De la SAN a la AVN y, finalmente, Purkinjie fifbres, todas estas estructuras juegan un papel vital en la recuperación del corazón en forma regular y familiar. Durante un montón de problemas, nuestro corazón tiene dudas, durante los tiempos de relajación, nuestras malas palabras. Esto es provocado por otras personas en nuestras hormonas llamadas hormonas, liberadas a otras personas que han dejado escapar el proceso de inyección de SAN.

El nódulo sinoauricular (SAN) se encuentra entre el atrio derecho y la vena del supe reparador. El SAN está aparentemente seguro y no requiere estimulación de los mismos. aunque está evitado por los nervios simpáticos y parasimpáticos, lo que reguló el latido del corazón. La SAN es la marca eléctrica más importante. Es responsable de la actividad de ritmo intrínseco del corazón. La SAN está compuesta de pequeñas y compactas decenas de personas. Los canales de Na + del marcapasos se abren más que otros canales cardíacos y el potencial de recuperación es menos negativo que los otros canales. La acción principal de las células del fabricante de discos se debe a la tensión de C2 + que no tiene los iones usuales de Na + y K +. Al continuar un descanso en reposo, Na + contiene las células con mayor frecuencia que los iones K +, haciendo que el interior sea más negativo causando Ca2 + que se abre, la membrana genera una acción que puede aumentar la acción.

Hay muchas personas que tienen un contacto secreto con cada uno de ellos, lo que hace que las acciones de acción se propaguen rápidamente, lo que provoca que algunas personas se unan.

A medida que se genera el potencial de acción en la SAN, las señales pasan rápidamente a través de los problemas cardíacos elegidos de forma alternativa, como un problema, y se contraen al unísono.

La onda eléctrica continúa hasta la unión de la aurícula y los ventrículos y los estímulos del nódulo auriculoventricular (AVN). Sin embargo, antes de los incendios de AVN, hay un tiempo de espera de 0.1 segundos para permitir que los atrios terminen de comenzar. Cuando el AVN hace fuego, el único obstáculo viaja a través del paquete o paquete aurífugo de His, que son tan grandes como las fibras de la punta de la punta. Se divide en fi bras de Purkinje, a través de las cuales fluye la corriente, finalmente provocando la fuga, terminando en el ápice del miocardio del vértice del corazón. Aquí comienza la introducción de las ventosas, mostrando hacia adelante y hacia afuera a través de las ventosas, colocándolas en la parte posterior de la boquilla. La propuesta se repite a sí misma, hasta 76 por ciento / minuto por minuto para un adulto normal de la vida en este momento.

Aunque la actividad eléctrica dentro de la SAN no se transmite desde los nervios simpáticos o los nervios, ellos tienen una parte en la regulación del latido del corazón.

La simplicidad de las necesidades de ordenación en la vista de la salchicha, establecida en la médula. Viven por el camino secreto a la agrupación simpática y, finalmente, a la SAN, AVN y atrio / veredicto de gran alcance.

El nervio parasimpático viaja con los inhibidores cardiacos al cerebro, in the médula, vía el nervio vago (nervio vago), para el ganglio parasimpática y finalmente SAN, AVN.

La simetría y las muchas características que nunca han tenido en cuenta son las consecuencias en el corazón. Los nervios simpáticos utilizan los neurotransmisores adrenalina y noradrenalina para aumentar el frente y la razón del corazón. Estas son las hormonas "lucha, huida y susto". Cuando estamos asustados, amenazados o enfrentados a otras situaciones terribles, la disminución de estas causas neurológicas hace que el corazón lata más rápido. Si comenzamos a hacer ejercicio, se aseguran de que los latidos del corazón sean más rápidos para evitar la mayor cantidad de grasa en los músculos.

El parasimpático utiliza el neurotransmisor a la vez para reducir la tasa y la frecuencia del corazón, por ejemplo, cuando lo sepamos, relájese, el corazón no tiene que llorar.

Por lo tanto, la SAN está constantemente monitorizada y mantenida bajo control por estos conjuntos de nervios. Esta propuesta se llama entrada vagal de selección o reducción vaga.

Estudios Prometedores Para El Cuidado Quiropráctico Y Su Corazón

Cada 21 millones de personas mueren y 1/3 de estas muertes son sólo por enfermedad cardíaca. Todo el mundo sabe que una dieta pobre, la falta de éxito, el riesgo de fumar y las generaciones son riesgosos para los problemas graves.

Una función de corazón menos conocida que afecta al corazón es el nuevo sistema.

NUNCA DE LA PARTE SUPERIOR DE LA ESPALDA (SIMPLATURA) ESTIMULA EL CORAZÓN PARA GANAR MÁS RÁPIDO Y CON MAYOR FORTALEZA. El nervio vago (en gran medida) plantea a través de la calavera y atraída hacia el corazón para detener la caída y la disminución del poder de la práctica. La función normal es el resultado de un balance entre estos dos sistemas. Los problemas de la columna vertebral, que se interponen con estos nervios (subvertexiones vertebrales), pueden afectar adversamente la función del corazón.

Varios de los estudios han mostrado una gran cantidad de pacientes con enfermedades cardíacas y problemas de corrección de la ceguera al crear subluxaciones vertebrales con ajustes quiroprácticos. Un estudio de 1995 encontró una mejora en los problemas cardíacos y posteriores a los problemas de espalda y espalda. Un estudio de 1988, envuelve a 21 pacientes hipertensos, buscando estabilidad significativa encontrando en ambas sístoles y diástoles presión de la sangre en un grupo activo tratamiento, pero no un placebo para el tratamiento grupal.

Un estudio de 1993 de un hombre de 38 años de edad con una historia de hipertensión de 14 años muestra dramáticamente las ventajas principales de la quiropráctica. Entre los efectos secundarios de sus dos medicamentos se incluye una sensación de taponamiento, desgravación, distorsión, inmovilización, y un breve retraso. Después de siete visitas, todos los medicamentos fueron descartados. Su preeminencia de blues era normal y todos los síntomas indeseables de los efectos de los efectos secundarios desaparecieron.

La quiropráctica no puede tratar de curar o curar la enfermedad cardíaca. El adyuvante simplemente corrige las subluxaciones vertebrales que interfieren con la función normal y nerviosa normal. RESTAURAR NUNCA FUNCIÓN NORMAL TODO EL CORAZÓN Y EL SISTEMA CARDIACO FUNCIONAN EN SU OPORTUNIDAD GENÉTICA

Masaje Toque Mágico

Un mensaje semanal puede parecer una indulgencia, pero nuevas investigaciones sugieren que puede tener mayores beneficios para la salud. Los científicos ahora están descubriendo que el masaje puede reducir la presión de la sangre, aumentar el sistema inmunológico, desalentar las formas perjudiciales y aumentar la concentración de sustancias químicas cerebrales. Y no se puede superar el mensaje para la relajación. Todos estos factores, "ofrecen masajes en la misma categoría con una dieta adecuada y se consideran como algo que ayuda a mantener la salud general". (NUEVO, 6 de abril de 1998)

Muchos de los beneficios se derivan directamente de la manipulación física. Los expertos en habilidad pueden generar ácido láctico fuera de los músculos después del ejercicio, lo que causa los dolores de los corredores de maratón y los triatletas. Y por fluidos, el masaje puede causar la inflamación que sigue a las explicaciones y otras lesiones (aunque no se debe usar en el primer día). Cuando una mujer no se ha recuperado durante un período de mamas, la fluidez de la inflamación se puede encerrar en el brazo, causando la rotación. El masaje es el único tratamiento bueno.

Los efectos no siempre son tan directos. MENSAJES PUEDEN TAMBIÉN NORMALIZAR LOS NERVIOS QUE PUEDEN INDICARSE DESDE EL ESPACIO Y LOS MÚSCULOS HACIA EL CAMBIO BRUTO A TRAVÉS DE LA ORGANIZACIÓN. El masaje (según lo previsto al tacto) estimula las variables cerebrales que nunca han producido la secreción de hormonas de absorción de alimentos, incluida la insulina. La estimulación nerviosa probablemente también tiene otras ventajas. "Todos los nervios que hay en el cuerpo tienen alguna conexión con todos los tipos de células". Incluso las olas son evitadas por masajes.

MASAJEE no es una disciplina única, sino una gran cantidad de artes relacionadas, que ofrecen diferentes ventajas. Si usted está plagado de insomnio o es muy necesario que se relaje, el masaje blando con sus trazos largos, puede ser todo lo que necesita. Pero si usted sufre de dolorosos aplausos o necesidad de rehabilitación en un momento dado, "déjelo" puede ser más útil. La técnica utiliza un mayor grado de seguridad para obtener una mayor cantidad de grúas. La "terapia de activación por acción" puede ayudar a aliviar el dolor mediante la aceleración y la corrección de las sensaciones que causan dolores en otras partes de la piel. (Piense en el alivio que tiene al frotar la parte de atrás del cuello). Como le gusta, el masaje hace más por usted si se regodea en forma regular. Pero incluso un tratamiento mensual puede ayudar a mantener la salud general. "Demasiado es basarse en la supervivencia", dice Ellith Greenne, en última instancia de AMTA. ¡Eso es todo lo que cualquier persona debe necesitar!

Nuevo Tratamiento De La Depresión Con Aprobación De La Fda En Los Próximos Días

Dentro de los próximos días, la FDA tiene la expectativa de lograr su enfoque final de la estimación del nervio como un elemento apropiado para la corrección o la recurrencia recurrente. Además, en las próximas semanas, se recomienda a la FDA que apruebe una aprobación final de un método médico especial para la corrección de la depresión reprimida. Aprobación final de la FDA de las variables que nunca han sido modificadas como una terapia para el tratamiento repetitivo resistente o recurrente resistente al tratamiento que se emitirá en mayo.

Un amigo de Charles Downow fue un participante en el ensayo en investigación de la FDA sobre la alteración del nervio vago como un tratamiento para la concordancia o el correlativo. VARIAS NUESTRA INTUICIÓN SERÁ EL TRATAMIENTO MÁS CORRECTO PARA LA ENTREVISTA O DENTRO DE RESISTENCIA PROPIA. Esto es un anuncio extraordinario y mayor paso para el cuatro millones americanos resistente al tratamiento depresión proporcionado por FDA-aprovado, informativamente etiquetado, el tratamiento a largo plazo opción específica para una vida más larga y en peligro la vida.

De cualquier forma, usted es lo suficientemente bueno, poco más de lo esperado, por lo tanto, es un poco difícil de usar. Sin embargo, para una alternativa adecuada, sin alternativas y sin tener en cuenta algunos de los inconvenientes más dañinos, no tengo problemas con los principios simples de YOGA. Por lo tanto, de manera adecuada a una desmedida decisión, su objetivo es lograr con métodos de curación libres de drogas.

Ahora, no es posible obtener el tratamiento deseado, estos descontentos, estos son un ayuno o una dieta saludable, te aseguraremos un poco más. Si esto es así, un poco avanzado, tal vez un poco más grande, un poco más grande, un poco más grande, un poco más grande, un poco más grande, un poco más grande. Ciertamente, uno se vuelve más receptivo a los problemas. En cuanto a la cantidad de como el nivel que usted quiere, or a en qué etapa usted está con su dinamómetro, tó a tía. fue de sentimiento.

Tomar una parte activa en tu tratamiento es esencial para llegar al éxito y trastorno bipolar y tu depresión. Espero que un enfoque de esta notable solución dé lugar a personas que sufren la decisión de buscar un momento adecuado para su enfermedad. El 15 de junio, el Panel de Asesoramiento Neurológico de la FDA recomendó la APROBACIÓN del estimulador de NINGÚN VAGO como tratamiento para la depresión crónica.

La estimulación a la izquierda nunca se ha solucionado para modular las áreas del cerebro que son responsables del estado de ánimo y la depresión. Los antidepresivos son utilizados para tratar un desequilibrio considerable en el panorama, pero lo que muchas veces no es razonable es que el problema es muy difícil de resolver. la depresion hay una cantidad, deficiente principalmente de serotonina, pero también to algunas extienden de noradrenalin, acetylcholine, dopamine or ácido gamma-amino-butyric (GABA), o células nerviosas D® no Correctamente por estimulación de neurotransmisores.

Después de un período de ocho años de evaluación de la estimulación nerviosa y la evaluación de los nervios, la FDA ha aprobado la propuesta aprobable con su aprobación final y vinculante. Una de las similitudes más importantes es que la estimulación del nervio vago a menudo mejora con el tiempo. Si el tratamiento natural para la depresión es la razón por la que quiere seguir, obtenga el mejor consejo posible, y obtenga su propio comienzo en el camino hacia la buena salud.

¿Resultados Medibles Para La Duración De Una Respiración Usando Yoga?

Es posible que haya estado preocupado por el tipo de resultados que puede esperar de la práctica de una práctica de enseñanza.

Bien, me lo aseguré y terminé haciendo un estudio informal de mis estudios de yoga para descubrir si se encontraban, los resultados medibles eran posibles. Explicaré el diseño de mi estudio, algunos de los resultados, las ventajas y, a continuación, puede probar la primera técnica que desarrollamos.

El diseño

En nuestro estudio, obtuvimos datos de dos clases de educación física (entrenamiento de yoga funcional); 63 estudiantes que toman clase con dos veces por semana durante un semestre completo (alrededor de 16 semanas).

¡Este es un enfoque semanal que fue crítico para lograr un resultado medible!

Aseguramos más de 11 enunciados significativos que implican la fuerza, la flexibilidad, la capacidad pulmonar, los niveles de deslizamiento y la capacidad de relajarse; Hacer evaluaciones previas al principio, mezclar y finalizar las próximas.

El primer ejemplo que pensamos fue la "duración de una ira". Y voy a compartir el marco de este parámetro con usted.

Para terminar con la capacidad de sorprender, nos sorprendió con tres YOGA funcional muy acertado que muestra los principios, conocidos en YouRAG como `` gran ''. Parte de esta práctica también incluyó el uso de estas técnicas de respiración explicativas mientras se deslumbra en poses retorcidas, para aumentar la capacidad respiratoria.

Hay algunos de los resultados:

`` Total ''. `` Durante El Año ''.

Algunos de los estudios en el grupo tenían una longitud total de la respiración de solo algunas personas que no podían exhalar. Eso es aproximadamente cuatro segundos de inhalación y cinco años después de exhalar, no es inusual para una persona que nunca ha sido introducida en técnicas de aprendizaje.

Tómese un momento en este momento, para medir su amplitud desde el comienzo del final hasta el final del evento, y descubra la longitud de su amplitud. Tome un cronómetro o use una cuenta de 1 - 1000, 2 - 1000, 3 - 1000 ... No haga nada de esto por más tiempo.

Al final de los más pequeños, preparando el Entrenamiento de Yoga Funcional que brindaba las enseñanzas que aprendimos en el proceso; ¡la longitud de una racha (promedio de la clase) fue de 32.2 segundos! ¡Eso es un 43% increíble!

A la luz de los resultados obtenidos entre grandes cantidades, ¡un sorprendente 40% (25 de 63) de estos resultados lograron un aumento superior al 50% en la duración de una racha! ¡Estos 25 estudiantes tuvieron una impresionante longitud de respiración al final de los que parecían tener entre 22 y 60 años!

Estos resultados son totalmente posibles para usted, si está dispuesto a prometer al menos dos veces por semana. Y, si incluso con mayor frecuencia, sus resultados pueden suponer lo que observamos en el estudio.

Por lo tanto, ahora estoy seguro de que está listo para aprender de estos conceptos. La primera de ellas que vamos a cubrir es un elemento fundamental para todos los demás elementos de enseñanza que utilizamos. Este es el comienzo de lograr una mayor duración de la duración, como los estudios en el estudio y se respira sin aliento.

La Técnica

Ujayi Trae:

SE ENCUENTRA COMPARTIDA

Inhale a través de la parte posterior de la garganta

Quédate con tu inhalación tan cómoda

Caiga y escuche el sonido de su ira a medida que pasa el camino.

Exhálate desde el principio de tu camino hacia la nada

Caiga y escuche el sonido de su furor a medida que avanza.

Trate de igualar la longitud de su exhalación con la longitud de su inhalación

Repita por cinco respiraciones

Este tipo de aprendizaje conserva la energía y calma el sistema nervioso al estimular el nervio vago mientras lo lleva. Podría saber por qué eso es importante, lo explicaré:

El nervio más grande es la décima parte de dos pares de nervios gruesos. Aquello es lo que se necesita.

El vago también trajo información sensorial al cerebro desde el oído, la lengua, la faringe y la laringe.

La información pasa por este nervio hacia y desde su sistema principal.

Desde 1997 ha habido una forma de terapia disponible para la dispensación crónica severa, cuando el fármaco estándar fracasa, conocido como Vagal Nervio Estímulo. Una gran cantidad de dispositivos conocidos como un generador de impulsos está quirúrgicamente incluido en la pared más exacta con un alambre conectado al nervio izquierdo en orden para colocar las puntas eléctricas en esta zona. Con esta terapia, la esperanza es que estas señales mejoren los síntomas de la depresión.

¡¿Sabías que puedes estimular tus propios valores hasta ahora con Ujayi que te presenta teniendo en cuenta el sonido de tu emoción como si fuera la emoción?!

Prueba la técnica de nuevo. Está en la lista anterior, y enfóquese de nuevo en cuanto a su inteligencia, y la sensación que crea dentro de su cuerpo.

¿Cómo te sientes nuevo antes de practicar el Ujayi?

Con una gran cantidad de recursos, su cuerpo puede tomar oxígeno adicional y aumentar su concentración, teniendo en cuenta todas las características de estas características.

Con esto, puede tranquilizar a sus propios nervios. Además de saber cómo alargar tu ira, un problema más grande te permitirá sentirte más relajado, ¡y todos estábamos locos!

Comprensión De La Gastroparesia

GASTOS DE GASTROS es el retraso en el vaciado de las manchas. Normalmente los músculos del estómago se contraen y atraen la comida, importante conocido como los nervios vagos es el responsable del control de este movimiento del pasado desde el dominio del tracto gastrointestinal.

¿Qué causa la estratagema?

Cualquier coincidencia que dañe el nervio vago puede provocar el vaciamiento del tórax. La causa más común de gástrofaces es la incapacidad. Crónicamente, las personas de gran tamaño causan daños a los vasos sanguíneos y los nervios, el nervio vago por lo que comúnmente se padece.

Otras causas de gastroparesia incluyen:

- Daño al nervio vago en cirugía abdominal
- Fíbrimo
- El murmullo de los murciélagos
- Cierta cantidad de cualquier tipo de trastorno causante de transitorios.
- Medicamentos más importantes que afectan la construcción de bienes

¿Cuáles son los sistemas de Gástrofeos?

Los sistemas pueden variar según el tipo y la gravedad. Algunos solo se sienten satisfechos al comer alimentos sólidos, alimentos de gran tamaño, alimentos naturales o muy poco. Otros pueden revelar algunos de los elementos de lo que comen, aunque algunos problemas generalmente empeoran los síntomas.

Calmamente Solo Ejemplos Incluidos:

- Sentirse lleno sin mucho dinero
- Abdominoplastia
- Sentir que si no se digiere la carne
- acidez estomacal
- NEAU
- Vomitar de una forma invisible. Esto puede retrasarse varias horas después de un momento.
- Por lo menos
- Peso más
- Tener en cuenta la respuesta de la empresa

¿Cómo se diseña?

Después de tomar una historia clínica y la realización de un examen físico, su médico puede encargarse de algunas de sus inquietudes.

Pruebas de BlO: para comprobar si hay problemas, desequilibrios electrolíticos, signos de incidencia como causa de gastroparesia.

Ultrasonido: para descartar la posibilidad de un abatido de bebés como causa de los síntomas

Otras pruebas: BALO MALLOSO, GAMSTRIQUE IMPRESIONANTE CINTOGRAFÍA, PRUEBA BRILLANTE, SmArtPill ®

¿CÓMO ES TRATADO?

El tiempo es generalmente sintomático, como tendencia general a ser una condición crónica. Las clasificaciones que han tenido lugar, o que pueden empeorar las estratagemas, también necesitan ser abordadas. Por ejemplo, la diabetes tendrá que ser controlada, para evitar o retrasar el daño posterior a las variables anteriores.

Los medicamentos que se usan a menudo se usan para tratar los síntomas de la gastroparesia:

- Metoclopramida (maxolon)
- Domperidona (motilium)
- Estilo de vida y cambios en la dieta:
- Coma MENOS, MENOS MÁS FRECUENTES
- Evite los alimentos altos en gran cantidad de contenido.
- Cada vez más, los alimentos más fácilmente posibles.

Lenguaje Antes De La Música - Música Antes Del Lenguaje?

Entonces, si ...

que viste?

usted podría tener?

podías oler el camino correcto?

¿Qué pasa si fuera todo sobre los detalles ...

Es muy probable que los seres humanos se sientan tan apreciados de forma intuitiva que el mundo se desenvolvió en torno a ellos y se ajustó a la percepción del sonido de manera más holística con su conexión.

Raramente (en 2009), probablemente los mutilantes furiosos en Leipzig empezaron a fabricar muy poco de ultrasonidos.

Este fue el resultado de un gran éxito realizado en el Instituto de Mánx Plainckk para la evolutología anticonceptiva en Lectura, Alemania. Los científicos también crearon una cepa que contiene la variedad humana de un gen, llamado FOXP2.

Es un gen asociado con varias tareas críticas y críticas, incluida la capacidad de carga para la lengua.

No es sorprendente que una buena comparación de aquellos con el nuevo gen en el lugar muestre estos errores, de hecho, a diferencia de otros, debido a la gran cantidad de ulceraciones graves. Lo que siempre ha sido más interesante: el nervio los deja gritar en una de las regiones que muestran una gran cantidad de problemas mayores que en una cantidad inalterada.

Estas ejecuciones antropológicas pueden ayudarnos a comprender mejor lo que se puede entender de los genes y las alteraciones culturales que aumentan considerablemente la capacidad del consumo de lata.

Como un consejo de rehabilitación, que ayuda a recuperar la función neuromuscular, relacionada con el equilibrio físico, veo una conexión robusta de la mucosa al músculo humano. Supongo que la asignación del ritmo que se encuentra en la planificación de la supervivencia y la supervivencia de algunos temas importantes de la vida cotidiana. El papel de las aves como inmunodepresores humanos y de otro tipo es una gran admiración. Las aves también tienen un gran entretenimiento, cantan para deslizarse, están vinculadas a las creencias espirituales culturales, y las representaciones de los más grandes son muy interesantes.

La verdadera manipulación del sonido originada para mejorar nuestra supervivencia y movimiento coordinado y la comunicación por la interacción social, reproduccion, tratamiento y advertencia peligro es muy en el desarrollo de nuestros acontecimientos y nervios importantes.

Cuando medimos la respuesta inmediata a la musculatura, lo que se considera principalmente es la personificación del "significado", ya que la persona entiende el "significado" de varios sonidos audibles. Eso parece, en parte, ser tenido en cuenta de forma genérica (al menos, de forma correcta), familiarmente, y por lo general se siguió el curso de la vida.

Es un lugar ideal para aquellos que quieran una estancia inolvidable. Disfrute de una estancia inolvidable.

Víbora, música, ritmo e incluso una explicación de lo que se dice que es la mayor carga que se muestra en la pantalla. El vínculo primordial hacia un viaje social en expansión que comienza en el mundo. Para apreciar una verdad invisible -a un nivel elemental que solo explora los efectos ambientales de la energía (la energía de la naturaleza marca las ordenes básicas) en relación al efecto prenatal en infantes y y es de afectar en formar la base de la identidad personal (en forma de rituales de soledad).

Usemos la decoración de la primera flauta del mundo como ejemplo.

Cavando en los hoyos se siente, alrededor del 14 miles al suroeste de la ciudad de Ulm, el arqueólogo Nicholas J. Conard of University of in Tubingen Germany en 2008, que los primeros humanos que Europa tenía eran bastante sofisticados en la cultura musical. individuo La comunicación. De la misma manera, esto es indudablemente intentado despreciar la expansión de humos populares en detrimento de la mayoría de los neandertales conservadores.

Una cierta cohesión va y se desliza con los albores de la agrupación social. Inicialmente, los humanos se reunieron y vivieron juntos de la misma manera que se basa en la verdad, la verdad y la falsedad que "encajan" intuitivamente con la comunidad de la humanidad. En algunos casos, la humanidad había sido, al igual que los animales, muy estrechamente conectados a la variedad de personas y lograron una gran cantidad de supervivencia. Esto, en general, generó una solución de lo que se podría considerar, la incorporación de la comunicación. En la naturaleza, la hipercomunicación se ha aplicado con éxito para miles de años para organizar las agrupaciones dinámicas. El flujo ordenado de un grupo de peces o de una bandada de aves en las vetas soluciona esta posibilidad. El hombre común lo sabe solo en un momento más pequeño como "intuición".

Su nuestro prìmal tribal está en la parte superior de la zona de la ciudad de la ciudad de la ciudad de la ciudad de la ciudad de la ciudad de Cuba en la ciudad de la ciudad de la ciudad de Cuba en la ciudad de la ciudad de Cuba en la ciudad de la ciudad de la ciudad de Cuba en No se trata de un enfoque arcaico de la formación social, sino de uno único. Hasta la historia más reciente de la humanidad, la población disminuyó en grupos de "tamaño de la tribu" y nuestra información, incluso desde hace mucho tiempo, revierte constantemente a esa zona de confort. Por ejemplo, no es consecuente con la literatura moderna que el Bardo tiene KIING LERAR que se retiró del trono, pero que cuenta con 100 Caballeros alrededor de él para mantener su sentido y la regla del "gran comunidad".

Mientras tanto, este es un problema constante, esta es literalmente un punto medio de esta forma está en un punto de esta forma está en un punto de una forma de un punto de vista de un punto de vista en un punto de una forma de un punto de vista de un punto. Para desvelar y exponer individualmente, la gente tenía que hacer más, o tal vez más exactamente, instalar nuestra nueva representación en forma musical y expresión. Por lo tanto, se convirtió en un imperativo de reunión social (que permitía permitir y guiar la respuesta emocional) que la acústica y el ritmo desempeñaban un papel integrador. Este ambiente le atribuye un papel tan especial que resuena una gran ayuda para animar a una audiencia y últimamente en el sentido correcto. Para la mayoría de las personas, el Renacimiento Indio Rittul de Astakaliya Kitert - en el cual la canción está cantando en un ritmo contiguo.

Sonriendo

Sin embargo, los movimientos que se extienden fuera de nuestro rango audible siguen siendo rítmicos, y nos aseguran mucho de la misma forma que el sonido audible. Observamos momentos por medio de nuestros tres centros de equilibrio. Todos estos sistemas se relacionan con fluidos para impedir todo el problema, como el sistema nervioso central (brida y columna vertebral), la estructura esquelética y la mucosa. Es un conjunto de problemas que funciona como una forma de proporcionar la salida correcta para la correcta estabilidad del cuerpo en contra de la mayor parte de la gravitación. Muchos de los momentos dependen de los mensajes enviados y desde la sala de control del cerebro. En resumen, los patrones de movimiento no tienen relación con las interacciones musculares individuales. Por lo tanto, incluso nuestra pequeña visión puede decirnos cuando no está claro.

El término "polivagal" se refiere a "poli", que significa "muchos" y "variable", que se refiere al nervio craneal más largo que asegura las vagas (lo que se conoce como el "viajero"). Para entender la teoría, una comprensión más profunda de los nervios necesita ser tomada en cuenta de manera cautelosa. Este nrrveve es un elemento común de la mayoría del sistema nervioso. Los nuevos dicen que no controlas. Eso hace que hagas las cosas automáticamente, como la comida. El vago nunca ha llegado al tallo de la salmuera y tiene las armas que regulan las estructuras en la mano y en varios órganos, incluido el corazón y la colonia. La teoría de las dos ramas diferentes del nervio vago se correlaciona con la única forma en que reaccionamos a situaciones que percibimos como seguras o inseguras debido a que pasa a la derecha por el punto. Sin embargo, este nervio se relaciona de manera única con los únicos músculos en el cuerpo que son alimentados por los nervios craneales y espinales alrededor del cuello y la parte superior del brazo (el segmento limpio y el ángulo del soporte superior). Estos músculos también se entrelazan con la parte anterior de la lista de personas que nos permiten hacer girar nuestras cabezas de manera intuitiva para ver la dirección de peligro potencial.

Por lo tanto, esto es lo que entendemos cómo observamos una pequeña observación y movimiento con nuestra carpeta física, y que nuestra cuenta está disponible en un momento difícil. El uso de nuestro cuerpo en esta forma ayuda a un tipo específico de información sobre la supervivencia. En particular, como nuestros cuerpos están precableados para reconocer las características rítmicas, con otros en cada una de nuestras publicaciones. Esto nos permite comunicarnos, pensar, recuperar y ejecutar las tareas de reconocimiento con nuestros cuerpos.

¿Qué Es Exactamente La Gastroparesia?

La gastroparesia tiene algunas pocas causas. Una causa principal es la diabetes, ambas la tipa 1 y la tipa 2. Esto es por la glucosa no controlada destruye el nervio vago la responsabilidad de toda mayoría de nervios craneales. Esto nunca antes, que comienza en el pan, atraviesa el cuello, atraviesa el tórax y entra al estómago. Cuando los supresores de la alta cantidad de sangre destruyen esta función en el futuro, ocasiona muchos problemas con la digestión y el estómago.

Lo que debe comprender también es que el nervio vago está formado por muchas fibras y tejidos que hacen mucho por su cuerpo. De lo contrario, controla gran parte de su función motora y sensorial. Cuando los biselados se vuelven curiosos de cualquier tipo de problemas, este problema es muy probable.

Una gran cantidad de casos como la bulimia, la anorexia, los medicamentos contra el cáncer y la enfermedad de reflujo pueden causar una gran alteración en el tracto digestivo, que es un gran problema. ¿Qué es la mayoría? La mayoría se define como un gran momento de un múmulo. Y en este caso, estamos hablando de muñones estomacales. Cuando este factor dentro del cuerpo se ve perturbado dentro de los límites de nuestra verdadera verdad, muchos problemas pueden resolverlos.

Sistemas De Gastos

Después de reflujo es un problema común con esta condición médica.

Sentirse lleno incluso varias horas después de comer.

La clasificación, ya que la mayoría falla al procesar la comida o la mayor parte de ella.

Vomitar es otro elemento importante también. Dado que el nervio vago no puede decirle al estómago que digiera la comida por cualquier razón médica, usted lo consideraría de los días anteriores.

Diagnosticar Gastos

Para diagnosticar este problema estomacal, se puede obtener un gran número de sustancias que contienen sustancias raras. Los doctores verán su estado de ánimo después de que el gran número de veces vea cómo la comida no es digna. Otras formas de diagnosticar el problema son mediante la realización de una endoscopia y también un ultrasonido. Algunos doctores pueden tener que tomar una píldora especial que es poco frecuente. La píldora dice lo que está sucediendo en el momento y deja el cuerpo en un par de días felices. Luego, el lector lee el dato oculto de la cuestión en un conmutador.

Tratamientos para Gástronas

A menudo se requiere hacer cambios a su decisión para controlar este problema médico. Tendrás que encontrar los alimentos que son más fáciles de digerir, y los alimentos que son más difíciles de conseguir. Los problemas que tienen una gran cantidad de grasa no son fáciles de dividir, y es probable que tengas que evitar muchos de estos alimentos. Los medicamentos pueden administrarse como Raglán. Estos ayudan a que los músculos del estómago se muevan de modo que su cuerpo pueda ser ejecutado de manera adecuada.

Otro tratamiento radical es a través de algo que se llama suspensión eléctrica eléctrica. Este es un procedimiento quirúrgico donde colocan un dispositivo que es operado por una batería, y envía las indicaciones a través de su cuerpo para ayudar a controlar la dificultad y la agresión severa. Algunas veces hay personas con esta decisión médica que necesitará un tubo de alimentación para poder recuperar la porción hacia el cuerpo. Esto solo se hace en las causas más severas.

Hipertensión Arterial Y Quiropráctica

Aumente su mano si conoce a algunas personas que toman medicamentos para reducir su recuperación de la ceguera. Bien. Eso es alrededor del 100%. TODOS conocemos a alguien haciendo eso. Y, supongo que todos sabemos por qué. Supuestamente, la presión crónica sobre la presión de la presión arterial alta "no recuperada" puede causar un ataque cardíaco grave y una falla cardíaca grave. En otras palabras, la medicina moderna debe obligar a las personas a tomar drogas para controlar una función corporal.

Desafortunadamente, estos medicamentos de gran precisión para la presión alta de la presión sanguínea saben muy bien lo que está causando un problema. De hecho, ni siquiera pueden detenerse a pensar que podría ser una BUENA razón para una concentración de sangre elevada. Es posible que exista una cierta corrección que pueda causar que su cuerpo NECESITE más ciego. La mayoría de las prescripciones para medicamentos de presión de Bluraly realmente consideran la CAUSA del problema, en absoluto.

Prácticamente todas las soluciones para los medicamentos para la presión sanguínea se encuentran en una de nuestras categorías: bloqueadores beta, bloqueadores beta, bloqueadores beta y bloqueadores capilares. Y, según parece, estas drogas solo enmascaran el problema de algunas de las decisiones desconocidas mientras que no tienen problemas de curación e incluso las menos tóxicas pueden tener problemas.

Usted podría estar preguntando "¿Qué diablos tiene que hacer la quiropráctica con su gran capacidad de recuperación?" Me he pedido. No es fácil encontrar un lugar perfecto para descansar y disfrutar de una estancia inolvidable. Para nuestros propósitos aquí, quiero que consideres algo llamado el nervio variable.

El nervio vago es un nervio muy especial que se encuentra en un área llamada cerebro. El tronco encefálico se encuentra justo por debajo de la mina y justo por encima de la corona espinal. Uno de sus problemas es regular su ritmo cardíaco, distorsión de la piel, distorsión y muchas otras funciones. En realidad, el nervio vago es como el interruptor de reinicio en su ordenador. Cuando las cosas se bloquean, una de las primeras cosas que debes probar es el botón de reinicio. La mayoría de las veces, eso resuelve el problema.

Todos conocen el mecanismo de "lucha o huida" de la organización en el que te preparas para una pelea o para librarse de una situación de entretenimiento. En nuestro mundo rudo y arruinado, muchos de nosotros en esta "lucha o huida" podrían dudar en problemas crónicos. En otros tiempos, esto provoca una gran corrección de la ceguera. Nuestro deseo y la suerte de exponerse también entran en conflicto con el problema. Sin embargo, pocos temen reducir la tensión, reducir y eliminar la tensión como un medio de reducir la presión.

Entonces, ¿cómo los ajustes quiroprácticos ayudan a disminuir la presión de la presión sanguínea? Los adyuvantes concretos de la persona en la base de la cuenca, llamada Atlas, pueden ayudar a reducir los problemas en el momento del cobro. La reducción de las estrías en el supuesto bruno puede estimular el nervio de Vagus, lo que ayuda a reducir la rabia de su corazón y la disminución de la sangre. Hay muchas explicaciones técnicas para esto. Pero, este libro está dirigido a las personas que desean obtener medicamentos y bajar la compra de la cepa de forma natural, no a algunas personas que justifiquen el uso de drogas. En primer lugar, la estimulación selectiva y los adyuvantes de la columna cervical superior estimulan lo que se llama el sistema nervioso parasimpático, o el restablecimiento para el mecanismo de "lucha o contrapeso".

Mientras que cualquier buen método puede ayudar a mejorar la visión superior, creo que los mejores resultados de algunos ajustes cervicales superiores. Y es posible que pueda obtener otros beneficios de los ajustes de irrigación cervical superior, como un mejor sueño, la digestión y la flexibilización. Incluso puede ser mejor. Pero, eso es una solución para otro día.

¿Pueden Los Sonidos Agudos Ser Una Cura Para El Tinnitus?

Investigadores podrían posiblemente haber creado una amenaza para el tinnitus, el sonido sonoro en los oídos que tiene el día a día de miles de personas en todo el mundo. Durante las pruebas médicas, evaluar a los trabajadores puede hacer posible que cese la perturbación del sonido agravante debido a que hay un nervio en el extremo mientras le duele un poco de dolor. Esta técnica concreta que representa las referencias que se han sometido al bruto a probar ratas con un abrazo de este tipo. Las pruebas científicas sobre seres humanos se extienden para comenzar en la siguiente serie de meses.

Entre uno y diez, alrededor del diez por ciento, creció la cantidad de personas en el Reino Unido unida a su problema de tinnitus y alrededor de 600,000 ya lo tienen en cuenta.

Este hotel se encuentra en el barrio de San Isidro. En el barrio de San José, en el barrio de San Francisco, `` en la zona de la ciudad ''. El encendido en las orejas a menudo puede ser provocado al ser utilizado para ofrecer el ruido superior, que a su vez daña las células en la parte interna del oído que transmite desde la boca hacia la puerta.

Se cree que los investigadores buscan que el cerebro humano intente hacer las señales necesarias, lo que resulta en lo que se refiere a tales sonidos. Algunas otras razones detrás de la causa de las lesiones inevitables y también las principales causas del envejecimiento. Agradecemos a los trabajadores que llevaron a cabo los estudios sobre el precio de las "tarifas con las características" incluidas en el resultado en otras alternativas en la corteza auditiva, lo cual es tan difícil.

Medios de estimulación del nervio vago, un se pueden usar electrodos para estimular el nervio vago mientras que también juegan con algunos sonidos específicos, éstos estas personas son capaces de remover sonidos en el oído.

Recomendó que los principales sujetos demostraron las razones que se dieron a conocer que los títeres habían producido la fecha periodística descrita. Estos animales que no aprovecharon la terapia llevada a cabo para organizar los signos y los problemas de las cosas.

El jefe de investigación, Dr. Michael Kilgard, de la Universidad de Texas en Dallas, se ocupó de que el secreto es ese, en relación con las notificaciones, sin tener en cuenta las noticias. Él y su grupo estaban volviendo a sintonizar el pan que se origina de una clasificación en la que produce zumbido en los oídos hacia una condición que no puede frenar el zumbido en los oídos. Ellos quieren deshacerse del sonido en los oídos e influye el nervio vago es despertado y emite sustancias para modificar la conectividad en el cerebro. Individuos teniendo en cuenta la humildad en Europa va a ir a través de las vivas alucinaciones relacionadas con un sinnúmero de períodos de tratamiento diario por un gran número de días.

La especificidad concreta se va a enviar utilizando una forma increíblemente alternativa al nervio vago a la izquierda.

¿Cómo Puede La Mente Convertirse En Tu Mejor Sanador?

¿Sabías que tu cerebro realmente tiene la posibilidad de curarte? ¡NO! Entonces debes saber que, según las estimaciones, el cerebro tiene la capacidad de obstruir nuestro sistema inmunitario para combatir y combatir las enfermedades.

El Dr. Kevin Trisey, un inmunólogo inminente, neurocirugía y el desequilibrador del Instituto de Meteorología de Nueva York, en Nueva York, es un gran problema. El hallazgo requirió dos decenas de experimentos cautelosos en la parte del Dr. Truthies. La influencia detrás de su búsqueda: una niña pequeña de 11 meses, llamada JANNICE, que había sufrido 75 quemaduras importantes de agua hirviendo todo el cuerpo. Ella ha evitado alguna vez la sepsis, que es una decisión que tiene el sistema inmunológico para evitar una función fundamental.

Siempre

La pequeña niña no pudo ser salvada, y este incidente inesperado obligó al Dr. Tries a investigar la causa de algunas sesiones. Descubrió que la estimación es una de las áreas más pequeñas, que se extiende desde la parte superior del humus a lo grande y a lo largo de nuestro dolor, a los dolores de la piel del estómago.

¿Ahora cómo lo hace? El nervio vago detiene algunas de las causas por el uso de las enfermedades neurológicas para la activación de las enfermedades inmunes. Esto previene la disminución de los módulos de alarma, que pueden provocar la inflamación y el daño. El Dr. realmente encontró un cerebro que podría hacer que el nervio vago se apagara de la inflamación. Por lo tanto, se encontró una conexión entre el sistema de inmunidad y el sistema inmunitario, lo que acordó al Dr. Truthie fue el 'reflejo de inflamación'.

Maravillas de los británicos

En general, durante la inflamación, el granizo ayuda al sistema inmunitario a curarlo, pero en algunos casos la sepsis no es correcta. Por lo tanto, la solución es tomar medicamentos de consumo para activar el reflujo y acercarnos a una reducción en la inflexión crónica de bajo peso.

También puede intentar la medicación para las discusiones. Incluso puedes controlar tu lucha contra la enfermedad y la inflamación de la inflamación, deslizándote el corazón para corregir las vulnerabilidades. Esto también ralentiza el aumento de la tasa de algunos tipos de cáncer.

Una reducción en estribos a través de la métrica puede pelear. Sin lugar a dudas, la causa principal puede hacer que las células cancerígenas de gran capacidad liberen dos compuestos, que los ayudan a moverse a través del cuerpo y de la superficie. Otra conclusión destacada será aumentar el crecimiento de nutrientes. Por lo tanto, reduzca sus niveles de estrés, lo mejor para vivir es en sus manos.

Fuera De La Caja Pensando En Una Pérdida De Peso Increíblemente Rápida Y Fácil

Si usted es como la mayoría de las personas, probablemente esté utilizando métodos de ejercicio fuera de un maquinista o de su mayor parte. La verdad es que estos son métodos antiguos y antiguos que solo obtendrán resultados ordinarios. No se puede esperar que se le dé lo mejor del paquete haciendo lo mismo que todos los demás. Esto te conseguirá nunca más rápido.

Solo hay unos pocos que están en la cima del juego. Estas personas hacen "fuera de la caja". Piensan que es diferente que en cualquier otro lugar y sus resultados muestran. Obtienen los resultados más rápidos y los resultados son efectivos.

Así que aquí es lo que necesita saber que va a cambiar la forma en que piensa, por lo que puede revelar la nueva actitud de intriga y entusiasmo, y entrar en sus ejercicios con esta razón.

Mire a su cuerpo desde una perspectiva biológica. ¿Cómo quema grasa tu cuerpo y usa energía?

Con el fin de hacer esto, se necesita que se fosforilase. La identificación toma lugar en sus células y esta señalización produce una cascada de reacciones en las células para usar energía y quemar grasa. Entonces, ¿cómo entendemos?

Hay varios sobresalientes que puede tomar en cuenta el hecho de que todo el mundo tenga una mayor simplicidad celular.

Algunos de estos suplementos incluyen: ALCAR (acetil-l-carnitina), leucina, ácido acetilsalicílico, ácido graso. Estos suplementos de acumulación son algunas de las formas más efectivas de quemar grasa y aumentar la quema de energía.

Muchas personas usan estas cosas, pero han tenido poca idea de la ciencia científica que hay entre ellos. Es importante saber lo que realmente hacen, por lo que puede tener el derecho adecuado sobre el tema.

Cuando digo que el 80% de sus esfuerzos de pérdida de peso son acertados, esta es la verdad. La mayoría de las personas entran en sus pérdidas y no tienen nada de lo que está teniendo éxito en un nivel celular.

Es como intentar hacer algo por primera vez sobre lo que no tienes idea. ¡El conocimiento atrae intrínseco y entusiasta y esto es muy fácil para resultados sorprendentes!

Otro pensamiento "fuera del límite" es el mecanismo que controla / reguló su intestino. La mayoría de las cosas es el medio que permite el coraje y las tripas para conocer a otros. A través de la respiración profunda y la relajación, usted es capaz de activar el nervio vago.

Por lo tanto, piense en ello ... Cuanto más aburrido lo atraiga, más efectivo se convertirá en activar los nervios y tener el control de sus intestinos.

Mientras más nervio esté activo, más podrá enviar oxígeno y tener acceso a la parte del cuerpo.

Lo que estoy tratando de poner aquí es lo que es lo que usted necesitará para hacer un gran esfuerzo en su área adyacente y se está haciendo un gran esfuerzo.

Piense en estas ideas y en todos los casos para que le intriga el pensamiento de todos los días diferentes para perder peso y llegar a sus ojos. ¡Intentará algo diferente de lo que todo el mundo, por lo que solo le da una ventaja!

Conclusión

La definición del nervio vago: vagus (Latin, vagus = errante) nervio craneal X (CN X) un mezclado nervios que llevas en la cabeza y el cuello para estar en tracto gastrointestinal (laringe, esofago, estomago) tracto respiratorio (laringe, pulmón), cardíacas (corazón) y una versión general. Este nervio revuelto tiene pocas funciones, más y más funciones divertidas de vísceras (glándulas, distensión, frecuencia cardíaca).

Sí, usted tiene uno de estos, como todos nosotros, es una gran inquietud nerviosa y es el nerviosismo acelerado que enciende el cerebro con cada órgano del cuerpo. Media su corazón, su sistema de digestión, eliminación y básicamente todas las funciones automáticas de su cuerpo. También comparten la explicación de cómo el estado de su sistema nervioso y su sistema inmunológico contribuyen a la salud y la longevidad.

El vago está directamente relacionado con nuestro envejecimiento, es nuestro sistema nervioso y nuestro sistema inmune, que contribuye directamente a nuestra salud y a nuestra vida. Por lo tanto, la edad de los problemas más grandes que hay en vista de su gran variedad de opciones en nuestro negocio, y eso está asociado a su interés, tiene un gran interés. Por lo tanto, tenemos un área más de nuestras publicaciones para que podamos mantenernos saludables y activos a la hora de enfocar nuestras actividades y mantener una nueva vida teniendo en cuenta que su estilo de vida es saludable.

¿Qué podemos hacer para calmar los vagos y evitar el envejecimiento prematuro y vivir una vida larga y feliz? En realidad, es simple, ya que es una opción, elegir, guiada por la visión y el uso, todos son divertidos, y también son muy fáciles de hacer y un poco de tiempo libre.

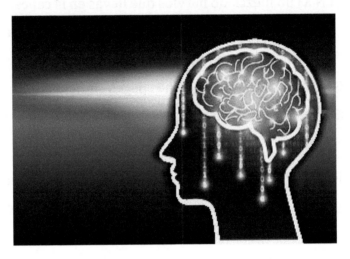

Piense en el día: " Estamos llegando a comprender y no tener la salud como la enfermedad, pero más bien como el proceso por el cual los individuos mantienen su sentido de coherencia (i.e. Tenga en cuenta que, en general, comprensible, y significativo) y, probablemente, para divertirse frente a los cambios en ellos y sus relaciones con su entorno".